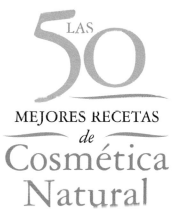

LAS
50
MEJORES RECETAS
*de*
Cosmética
Natural

Si este libro le ha interesado y desea que lo mantengamos
informado de nuestras publicaciones, puede escribirnos a
comunicacion@editorialsirio.com,
o bien registrarse en nuestra página web:
www.editorialsirio.com

Título original: MES 50 MEILLEURES RECETTES COSMÉTIQUES
Traducido del francés por Mª Carmen García Bernabeu
Diseño de portada: Editorial Sirio, S.A.
Imagen de portada: © Modella - Fotolia.com

©    de la edición original
     Editions Grancher

Foto de la autora (portada y página 7): Annabelle Boyer
Maquilladora: Emmanuelle Staedelin

Fotografías de interior: Tatiana Thibault para las páginas 15, 52, 54, 62, 66, 72, 82, 86, 90, 92, 94, 100,
102, 108, 110, 116, 120, 122, 124, 126, 142 y 154. Para el resto de las páginas 123RF.

©    de la presente edición
     EDITORIAL SIRIO, S.A.

| EDITORIAL SIRIO, S.A. | NIRVANA LIBROS S.A. DE C.V. | ED. SIRIO ARGENTINA |
|---|---|---|
| C/ Rosa de los Vientos, 64 | Camino a Minas, 501 | C/ Paracas 59 |
| Pol. Ind. El Viso | Bodega nº 8, | 1275- Capital Federal |
| 29006-Málaga | Col. Lomas de Becerra | Buenos Aires |
| España | Del.: Alvaro Obregón | (Argentina) |
|  | México D.F., 01280 |  |

www.editorialsirio.com
sirio@editorialsirio.com

I.S.B.N.: 978-84-16233-59-5
Depósito Legal: MA-791-2015

Impreso en Imagraf Impresores, S. A.
c/ Nabucco, 14 D - Pol. Alameda
29006 - Málaga

Impreso en España

# NATACHA THIBAULT

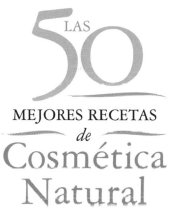

## LAS 50

### MEJORES RECETAS
### *de*
## Cosmética
## Natural

*Aceites
Esenciales de Plantas*

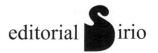

editorial Sirio

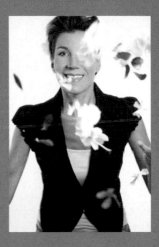

Muchas gracias a todos los que han participado, de un modo directo o indirecto, en la elaboración de este libro, y que han contribuido a la calidad de su contenido.

A Philippe Grancher por su acogida y por la confianza que me ha otorgado en relación con mi primer libro, a su colaboradora Marine por su seguimiento a lo largo de la elaboración, a mi hermana Tatiana por sus bonitas fotos, a Nathalie por su profesionalidad y por haber sabido transcribir esta mezcla de dinamismo y tranquilidad que quería comunicar, a Annabelle y a Emmanuelle por una sesión fotográfica muy profesional, y por supuesto a mi familia, que me ha animado a lanzarme a esta emocionante aventura.

Gracias a mis profesores y a la Madre Naturaleza, sin los cuales este libro no habría visto la luz, así como a todos esos artesanos, amantes de la calidad, que trabajan para producir materias primas naturales, sin pesticidas y sin productos nocivos para nuestra salud.

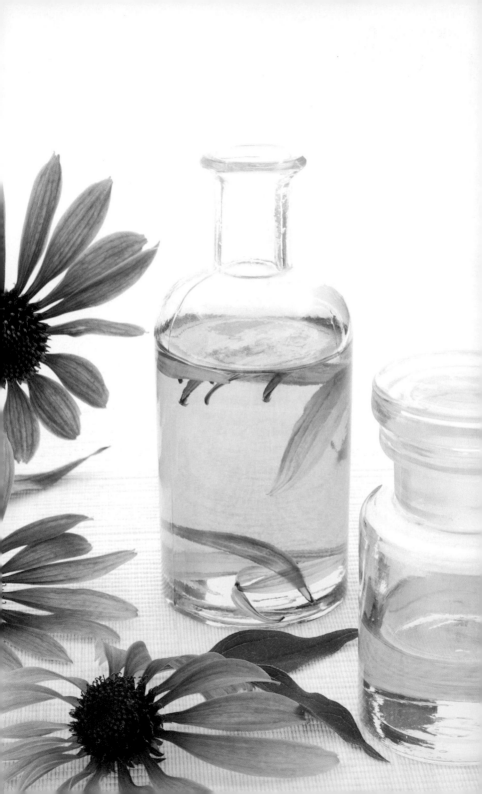

# Prólogo

## LA FITOCOSMÉTICA.
## LAS PLANTAS AL SERVICIO
## DE LA BELLEZA

Las plantas son valiosas para la salud: nos curan de numerosas enfermedades (inflamaciones, diversos dolores, infecciones bacteriológicas o virales) y también pueden contribuir al mantenimiento de la piel y del cabello. Recibimos sus beneficios a través de su ingesta así como por medio de aplicaciones externas.

Todas las culturas han utilizado y continúan utilizando las plantas medicinales con fines terapéuticos o estéticos. La farmacopea francesa cuenta con más de cuatrocientas cincuenta plantas registradas, clasificadas y analizadas.

Desde la antigüedad, los tratamientos cosméticos forman parte de la vida cotidiana de las mujeres y de los hombres. Recetas milenarias, a base de componentes 100% naturales, siguen utilizándose hoy día en los productos de belleza.

Los exfoliantes y los masajes son tratamientos habituales entre las asiáticas; se realizan con diferentes productos naturales: papaya en Vietnam, limonero en Tailandia, harina de arroz en Japón...

Cada cultura tiene sus secretos cosméticos. En Europa y al otro lado del Atlántico, las costumbres son diferentes: la alquimia se apropió del campo de la belleza desde la Edad Media y, por cierto, se ha demostrado que muchas de las sustancias elaboradas según aquellas prácticas eran peligrosas para le piel y para la salud.

A partir del siglo XVI, los cosméticos «metálicos» como la cerusa (carbonato de plomo) o el sublimado de mercurio, utilizado para confeccionar cremas y ungüentos, resultaron tóxicos y causaron víctimas en todas las cortes europeas.

Hoy en día, en los países industrializados, los grandes laboratorios prevalecen en el mercado de la cosmética, aunque en muchas otras culturas la naturaleza y el mundo vegetal son la base de los tratamientos de belleza.

Las mujeres de las Comoras utilizan desde hace siglos su mascarilla de belleza realizada con madera de sándalo, y las indias emplean diariamente garbanzos, lentejas y todo tipo de hierbas para confeccionar sus afeites.

Con una selección de tratamientos eficaces y 100% naturales encontrarás, en esta colección de recetas sencillas y accesibles, una cosmética sin productos químicos nocivos ni alergénicos.

## LOS CUIDADOS COSMÉTICOS DEL INTERIOR
### Cura detox «especial piel sana»

Se sabe desde hace tiempo que la alimentación es la base de la salud. Al privilegiar la ingesta de verduras, frutas y cereales no refinados, así como una alimentación no industrializada, desprovista de pesticidas y de alimentos alergénicos, y al evitar los refrescos y los productos que contienen azúcares rápidos, se mejoran las funciones vitales, y aumenta el brillo de la piel y del cabello.

La fitoterapia es un aliado valioso para ayudar a deshacernos de las toxinas. Al drenar los emuntorios (piel, intestinos, riñones, hígado, pulmones), es posible volver a encontrar un bienestar físico y funcional. Aquí tienes una tabla para ayudarte a elegir tu cura *detox*. Las plantas seleccionadas, para tomar en infusión, en decocción, en tintura madre —en nebulizador o en gotas a partir de extractos de la planta seca—, son de gran ayuda sea cual sea tu tipo de cutis. Esta cura de drenaje de la piel se debe seguir por lo menos durante tres meses.

## DRENAJE ESPECIAL PARA LA PIEL

| Planta | Nombre en latín | Parte utilizada | Componente activo | Posología |
|---|---|---|---|---|
| Bardana | *Arctium lappa* | Raíces | Inulina, mucílagos, ácidos fenólicos, taninos, hidratos de carbono | Decocción o tintura madre |
| Borraja | *Borago officinalis* | Hojas | Mucílagos, alantoína, sales de potasio, taninos, antocianinas, flavonol | Infusión: 1 g/taza, de 2 a 3 por día |
| Cardo mariano | *Silybum marianum* | Frutos | Flavanolignanos (silimarina), tocoferoles, lípidos, proteínas, azúcares | Infusión y tintura madre |
| Cedro del Líbano | *Cedrus libani* | Ramas, brotes | Terpeno | Eczema seco: macerado glicerinado 1 D |

| Planta | Nombre en latín | Parte utilizada | Componente activo | Posología |
|--------|-----------------|-----------------|-------------------|-----------|
| Cola de caballo | *Equisetum arvense* | Tallos | Sílice, flavonoides, cloruro de potasio, calcio | En polvo: de 1 a 5 g/día. En decocción o infusión: 5 g de planta seca para 500 ml/día. En extracto: de 5 a 20 g/día |
| Dulcamara | *Solanum dulcamara* | Hojas, tallos (nota: los frutos son tóxicos) | Glucoalcaloides esteroídicos | Infusión de 10 g/litro, 2 tazas/día entre las comidas |
| Llantén menor | *Plantago lanceolata* | Hojas | Mucílagos (polisacáridos), ácido cafeico | Eczema: tintura madre en aplicaciones de mañana y noche |
| Malva común | *Malva sylvestris* | Flores y hojas | Mucílagos, antocianósidos y antocianinas, glucósidos de flavona | Infusión de aplicación local sobre el eczema seco |
| Ortiga | *Urtica* | Planta entera | Flavonoides, glucósidos, clorofila, minerales, ácidos fenólicos | Infusión: 10 g/500 ml de agua, 3 tazas/día |
| Pensamiento salvaje | *Viola tricolor* | Planta entera | Saponinas, flavonoides, mucílagos, saponósidos | Loción, infusión (10 g/litro de planta seca, dejar reposar 15 min.): de 250 a 500 ml/día |
| Planta de té | *Thea sinensis* | Hojas | Polifenoles, flavonoides (quercetina), taninos: cafeína | Eczema seco adulto: tintura madre en csp:[1] 50 gotas en un poco de agua, 2/día |

1. Cantidad suficiente para

## ¿Cómo se prepara...?

## Una infusión

Llevar el agua a ebullición. Fuera del fuego, añadir las plantas frescas o secas (de 5 a 10 g/litro de agua), tapar y dejar reposar de 10 a 15 minutos. Colar y beber inmediatamente.

## Una decocción

Hervir agua con las plantas durante 15 minutos. Dejar enfriar y poner en un lugar fresco toda la noche. Colar al día siguiente y conservar en frío.

## Una maceración

Poner las plantas en el líquido (aceite, vinagre, alcohol) y dejar macerar por lo menos 15 días al sol o en una fuente de calor (radiador). Agitar el tarro todos los días. Colar el líquido y conservar en un lugar seco, protegido de la luz.

- ◆ Macerado hidroglicerinado: 20% de agua, 20% de glicerina vegetal, 10% de planta seca. Añadir un conservante.
- ◆ Macerado aceitoso: aceite vegetal a elegir (tabla de la página 35 y ss.).
- ◆ Macerado hidroalcohólico: misma cantidad de agua y de alcohol de 90°.

## Una tintura madre

Es una preparación alcohólica concentrada en los principios activos de la planta. Añadir 150 g de planta seca triturada o en polvo a 750 ml de alcohol de fruta de 45°.

## LOS BUENOS GESTOS

Antes de elegir una receta cosmética, es importante que cada cual conozca bien sus necesidades y escuche a su cuerpo. Piel seca, grasa, sensible, madura... En cada caso corresponderá un programa.

|  | ¿Qué características? | ¿Qué programa? | ¿Qué tratamientos específicos? |
|---|---|---|---|
| Piel seca | Piel fina, sensible al frío y reactiva al agua calcárea (tirantez) | Hidratar Nutrir en profundidad | Tratamientos nutritivos |
| Piel grasa | Piel gruesa | Sanear Nutrir | Tratamientos limpiadores, astringentes suaves + sauna facial[2] |
| Piel mixta | Piel de normal a gruesa Frente, nariz y barbilla con tendencia grasa | Sanear Hidratar Nutrir | Tratamientos hidratantes, astringentes y nutritivos |
| Piel apagada y cansada | Tez enturbiada | Hidratar Nutrir | Tratamientos antioxidantes Masaje del rostro Correcciones alimenticias |

---

2. La sauna facial es un tratamiento natural eficaz para las pieles grasas y acneicas. Permite purificar la piel y cerrar los poros (ver página 59).

|  | ¿Qué características? | ¿Qué programa? | ¿Qué tratamientos específicos? |
|---|---|---|---|
| Piel sensible | Piel fina, reactiva, sensible a las agresiones externas y a los cosméticos industriales | Relajar Proteger | Tratamientos relajantes y protectores |
| Piel madura | Piel flácida, arrugada | Hidratar Regenerar | Tratamientos antioxidantes + gimnasia facial |

## ¡Elige los productos en función de lo que no contienen!

Nuestra piel: ¿impermeable? Sí. ¿Impenetrable? No.

Hacerse uno mismo sus productos cosméticos es gratificante y proporciona el orgullo y el placer de utilizar un producto elaborado con las propias manos.

Sin embargo, el enfoque de la cosmética casera tiene como objetivo principal la correcta selección de los ingredientes para controlar los componentes que nuestra piel absorberá.

Contrariamente al mensaje más difundido, todos los productos cosméticos atraviesan la barrera cutánea y entran, de esta manera, en la sangre y en la linfa.

Por citar solo un caso conocido en todo el mundo, los estudios han demostrado que el aluminio que contienen los desodorantes va a parar a las glándulas mamarias y participa en el desarrollo del cáncer de mama.

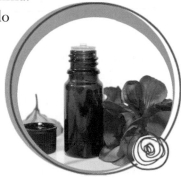

Por lo tanto, es indispensable elegir productos de cosmética e higiene lo más naturales posible.

¡No faltan alternativas a los productos comerciales! Las plantas, los aceites y las mantecas vegetales, los aceites esenciales, así como numerosos ingredientes de consumo común (arcillas, frutas, especias, miel, aloe vera...), preferiblemente de calidad biológica, pueden formar parte de la composición de cosméticos muy eficaces.

## Respetemos el pH de nuestra piel

El mantenimiento del pH de la piel es indispensable para evitar la proliferación de agentes patógenos. Además, un exceso o una falta de higiene puede dañar el equilibrio de la flora cutánea.

Una piel normal tiene un pH de aproximadamente 6,5. Una piel seca tiene un pH ácido, inferior a 6,5, mientras que el de una piel grasa es superior a 6,5. Una piel de bebé es neutra al nacer (pH 7) y se vuelve ácida a partir de los cuatro meses; de ahí la importancia de adaptar los productos de higiene.

Los preparados cosméticos tendrían que aproximarse al pH de nuestra piel para evitar irritaciones y reacciones.

## LOS EMULSIONANTES

Para obtener una crema hidratante agradable, untuosa y penetrante, se utilizan con frecuencia los emulsionantes de las biotecnologías (que por otra parte no tienen nada de «biológicos»). Vieron la luz en 1950, cuando las primeras cremas cosméticas industriales hicieron su aparición en los Estados Unidos.

Producidos a partir del petróleo y repletos de agentes químicos, los consumidores los abandonan cada vez más.

Algunos hay que evitarlos por completo, como los etoxilados (producidos a partir de un gas, el óxido de etileno); entre ellos:

♦ El borato de sodio (o bórax).

♦ El alcohol cetcarílico y el polisorbato 60 (o polawax).

Hoy en día se encuentran muchos emulsionantes de origen vegetal, elaborados a partir de los residuos de los cereales, de los cuales se extrae una cera. Sin embargo, siguen siendo más o menos irritantes para la piel.

Si se elaboran cremas untuosas, agradables y penetrantes, es necesario manipularlas con precaución, ya que algunos ingredientes en estado sólido pueden irritar, incluso quemar la piel, como el estearoil lactilato de sodio, el gliceril estearato o el cetearílico glucósido de la hierba de trigo y el alcohol cetearílico.

Aunque muchos de estos productos no tienen efectos negativos en nuestro organismo ni en nuestras aguas residuales, para limitar el riesgo de alergias, estos emulsionantes no están incluidos en la lista de ingredientes de las recetas que se presentan en este libro.

Es preferible utilizar la cera de abeja sin refinar 100% natural o ceras florales (rosa, jazmín) en lugar de emulsionantes procesados, incluso de origen vegetal (como el olivato cetearílico y el olivato de sorbitán).

Igualmente, elige gelificantes 100% naturales como la goma guar o de acacia en lugar de la goma xantana, un polvo gelificante resultante de las biotecnologías y obtenido a partir de la acción de una bacteria llamada *Xanthomonas campestris*. Es, desgraciadamente, un aditivo muy utilizado en la industria agroalimentaria bajo el número E415.

Hoy en día muchos otros compuestos resultantes de bacterias se emplean en la composición de cremas de belleza industriales:

♦ El ácido hialurónico de las cremas antiedad es sintetizado por una bacteria genéticamente modificada de la familia de los estreptococos, el *Streptoccoccus equi*.

♦ La DHA (dihidroxiacetona) se produce por la bioconversión[3] bacteriana del glicerol.

Los productos sintetizados por la bioconversión bacteriana son muy comunes en la industria de la cosmética molecular. De esta manera, los laboratorios registran patentes sin parar, desplegando argumentos publicitarios muy estudiados y basándose en la complicidad de algunos medios de comunicación, revistas femeninas, blogs de belleza y celebridades.

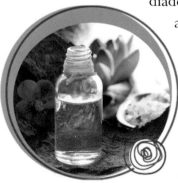

El consumidor de estos productos que tanto contaminan nuestro planeta tiene que elegir si sigue alimentando este circuito o si le da la espalda.

---

3. Transformación de la materia orgánica resultante del crecimiento de microorganismos y que consiste en la transformación de una sustancia orgánica en otra u otras, gracias a la acción de organismos vivos o de un sistema enzimático. De esta manera, se utilizan bacterias, hongos o levaduras para producir nuevos compuestos por fermentación.

Son preferibles las sustancias activas obtenidas de forma natural, ya sea por maceración de plantas frescas o secas (macerados), por destilación al vapor de agua (aceites esenciales y aguas florales), por trituración (aceites y mantecas vegetales) o incluso por reducción en polvo.

Nota: La mayoría de las frutas que se venden en polvo están mezcladas con maltodextrina, sospechosa de provocar cáncer de estómago. ¡Mira bien las etiquetas!

Las recetas de este libro utilizan activos procesados naturalmente. No formará parte de la lista de los ingredientes ningún perfume en soporte alcohólico ni ningún concentrado activo sintético o resultante de las biotecnologías (emulsionantes, DHA, xantano, ácido hialurónico, colágeno, extractos de plantas, de flores y de frutas).

Para que puedas gozar de un bienestar olfativo y perfumar tus tratamientos de manera natural, hemos elegido dar prioridad a los absolutos de flores y los aceites esenciales. Los perfumes sintéticos se sospecha que provocan enfermedades endocrinas y que engañan a los receptores cerebrales.

## LOS CONSERVANTES

Los agentes de conservación son indispensables para evitar la proliferación de microorganismos en el producto.

Tienen que garantizar una protección contra las bacterias Gram positivas y Gram negativas, así como una actividad antifúngica contra las levaduras, los hongos y los mohos.

Se utilizan en las emulsiones que contienen una base acuosa (agua, agua floral, leche...), más propicias para el desarrollo de microbios.

En los productos únicamente realizados con aceites, mantecas vegetales y cera de abeja no es necesario añadir conservante.

Sin embargo, los aceites más sensibles pueden volverse rancios y alterarse; de ahí la necesidad de seleccionar los que se oxidan con menor rapidez para evitar añadir la vitamina E, resultante de las biotecnologías. El germen de trigo, la camelina, el argán, el cártamo, las almendras dulces, la nuez o incluso el girasol dan lugar a los aceites más ricos en vitamina E.

El conservante más conocido es el extracto de semillas de pomelo (ESP). Se utiliza por su inocuidad y su poder antimicrobiano. De conformidad con la farmacopea europea, a menudo se emplea en sinergia con aceites esenciales bactericidas y antifúngicos como el árbol del té, la palmarosa o el romero. El ESP inhibe la proliferación de los siguientes microorganismos: *Staphyloccocus aureus, Candida albicans, Pseudomonas aeruginosa* y *Aspergillus niger*. Elígelo de calidad biológica para evitar los rastros de pesticidas; que no contenga cloruro de bencetonio ni adición de vitamina C o de bioflavonoides.

Actualmente algunos laboratorios vinculados con el mercado de la cosmética industrial están desarrollando alternativas menos nocivas como los productos que hay que emulsionar con un poco de agua antes de la aplicación, o la esterilización VHT.

Los productos conservados con ESP tienen que depositarse en un lugar fresco. Tienen una vida útil de un mes o dos como máximo.

Nota: la dosis propuesta en las recetas es indicativa; por lo tanto, es conveniente conocer las dosis recomendadas en función de la marca del conservante que hayas elegido utilizar. Si, con el tiempo, la preparación que has elaborado presenta moho u hongos, o desprende olores desagradables, desecha el producto.

Comprueba bien que el aspecto, el color y el olor permanecen intactos; de otro modo, no emplees el producto. Los artículos industriales se conservan entre seis meses y un año después de su apertura, pero están saturados de parabenos o de sus sustitutos, aunque estén etiquetados como biológicos. El benzoato de bencilo es uno de los conservantes sintéticos más utilizados en la industria cosmética, lo que permite conservar el producto por lo menos durante seis meses después de su apertura.

Los conservantes sintéticos de tipo parabeno son objeto de muchas críticas. Algunos (como el benzoato de sodio, el sorbato de potasio, el alcohol bencílico o el ácido dehidroacético) son mal tolerados y, sin embargo, se venden en el mercado de la cosmética casera.

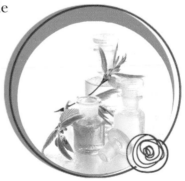

Nota: los emulsionantes y los principales tensioactivos que están totalmente desaconsejados para la salud (por ser irritantes, alérgenos o cancerígenos) son:

- Alpha (laureato sulfato y betaína cocamidopropil).
- Balsam (cloruro de cetrimonio).
- Bórax (borato de sodio).
- BTMS (alcohol cetearílico y metosulfato de behentrimonio).
- Sugar (contiene betaína cocamidopropil).

## PRINCIPIOS ACTIVOS NATURALES

Las plantas y las aguas florales, los aceites, las mantecas vegetales y los aceites esenciales tienen efectos muy beneficiosos y curativos para algunos problemas y enfermedades cutáneos. Pueden utilizarse sin moderación.

### Las plantas

Frescas o secas, están en el corazón de la fitocosmética. Su facilidad de utilización (polvos y maceraciones) es la base de los productos cosméticos caseros.

Todas las partes de los vegetales tienen principios activos eficaces y muy valiosos para todo tipo de patologías: plantas enteras, hojas o sumidades floridas, granos o cortezas.

### Las aguas florales

Resultantes de la destilación al vapor de agua y débilmente transformadas en aceite esencial, son muy adecuadas para los tratamientos cutáneos. Utilizadas para uso interno, las aguas florales también actúan sobre el organismo (digestión, espasmos, circulación...).

Son convenientes tanto para los adultos (pieles sensibles y reactivas) como para los niños.

## Los aceites vegetales

Ricos en ácidos grasos insaturados, aseguran la hidratación, protegen y regeneran las pieles dañadas. En función del grano o del hueso del que procedan, aportan acciones muy específicas.

Utilizados como apoyo en los tratamientos y en los masajes, ofrecen una muy buena penetración de los principios activos de la planta (maceraciones) y de los aceites esenciales en la piel y en el organismo.

## Las mantecas vegetales

Son desaconsejables en los cabellos grasos y finos, pero se pueden integrar en pequeñas cantidades (del 1 al 10%) en los tratamientos, jabones y champús.

Existen numerosas mantecas vegetales utilizadas en todo el mundo: cacao, karité, kokum, murumuru, sal, tucuma (África), capuaçu (México), mango, dhupa (India), phulwara (Nepal), illipe (sureste asiático), etc.

Otras mantecas también han hecho su aparición en el mercado (aguacate, café) pero o son hidrogenadas o están mezcladas con otras sustancias.

## Los aceites esenciales

Estos concentrados de principios activos de plantas tienen propiedades curativas excepcionales y coadyuvan en la curación de numerosas enfermedades.

Poderosos y eficaces, se utilizan en los tratamientos naturales por sus múltiples acciones beneficiosas para la piel y para todas las funciones del organismo.

Sin embargo, hay que conocer bien sus usos y principios activos para no utilizarlos de manera inapropiada.

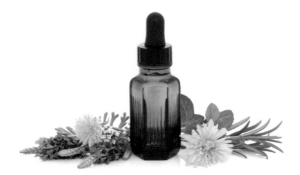

### Los otros principios activos en la cosmética natural

Arcillas, aloe vera, frutas, especias, verduras y legumbres, harinas y cereales, miel y otros productos apícolas, algas, piedra de alumbre, leche de coco, huevos, especias, sales... Todos estos productos de consumo común también pueden entrar en la composición de tratamientos caseros.

Por otro lado, existe una paleta impresionante de principios activos resultantes de las biotecnologías, que debemos evitar si queremos minimizar los riesgos:

- ♦ Ácido hialurónico.
- ♦ Colágeno.
- ♦ Extractos aromáticos de plantas, frutas y diversas flores.

A continuación te presento una clasificación de los principales ingredientes de origen 100% vegetal que puedes utilizar en tus recetas según tu tipo de piel y de cabello: aguas florales, aceites esenciales, aceites vegetales de diversas plantas y aromas. Sin embargo, esta lista no cs cxhaustiva.

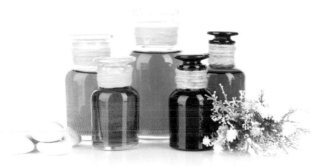

## AGUAS FLORALES

| | Antiinflamatorio | Calmante | Purificante | Tonificante | Cicatrices | Antiedad | Pieles con problemas |
|---|---|---|---|---|---|---|---|
| Arándano | | C | | | | | |
| Árbol del té | | | P | | | | P |
| Manzanilla alemana | | C | | | | | P |
| Manzanilla romana | | C | | | | | |
| Cedro | | | P | | | | |
| Ciprés | A | | | | | | |
| Enebro | | | | | | | P |
| Eucalipto | A | | | | | | |
| Flor de naranjo | | C | | | | A | |
| Geranio | | C | | | C | A | |
| Hamamelis | | | | T | | | |
| Helicriso | A | C | | | | | |
| Jara común | A | | | | C | | |
| Jazmín | | | | | | | P |
| Laurel | A | C | | | | | |
| Lavanda común | | C | P | | | | |
| Litsea citrata | | C | P | | | | |
| Melisa | | | P | | | | |
| Menta verde o picante | | C | | | | | |
| Milenrama | | C | | | | | |
| Pachulí | | | | | | | P |

| AGUAS FLORALES | | | | | | | |
|---|---|---|---|---|---|---|---|
| | Antiinflamatorio | Calmante | Purificante | Tonificante | Cicatrices | Antiedad | Pieles con problemas |
| Romero | | O | | | | | |
| Rosa | | C | | | | A | |
| Sándalo | | | | | | A | |
| Tilo | | C | | | | | |
| Tomillo | | | P | | | | |
| Verbena | | | | T | | | |
| Ylang-ylang | | | P | T | | A | |
| Zanahoria | | O | | | | A | |

| ACEITES VEGETALES PARA LA PIEL | | | | | | | |
|---|---|---|---|---|---|---|---|
| | Normal | Grasa | Seca | Acné | Cicatrices | Antiedad | Enfermedades de la piel | Anti UV |
| Aguacate | | | | | C | | | |
| Albaricoque | N | | | | | A | | |
| Almendra dulce | N | | S | | | | | |
| Arañuela | | | | | | | | |
| Argán | N | | S | | | A | | |
| Avellana | N | C | | | | | | |
| Baobab | | | S | | | | | |
| Borraja | | | | | | | E | |
| Burití | | | | | | | | |

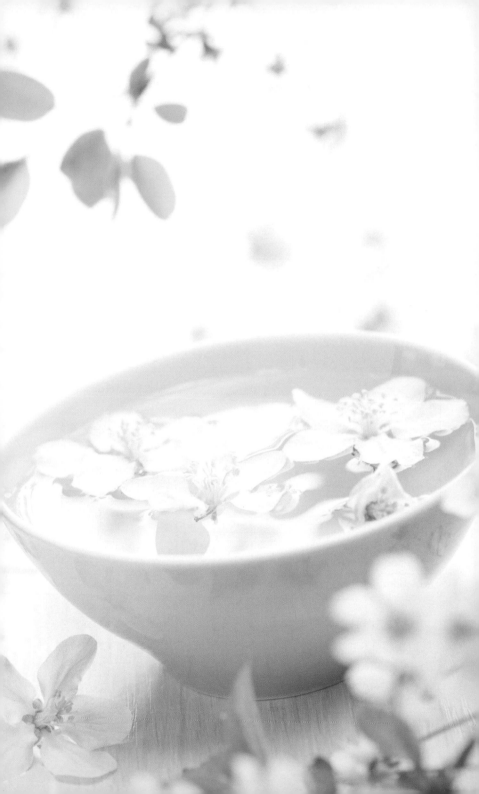

| ACEITES VEGETALES PARA LA PIEL | | | | | | | |
| --- | --- | --- | --- | --- | --- | --- | --- |
| | Normal | Grasa | Seca | Acné | Cicatrices | Antiedad | Enfermedades de la piel | Anti UV |
| Camelia | N | G | | | | | | |
| Cáñamo | N | G | S | | | A | | |
| Cártamo | | | | | | A | E | |
| Espino amarillo | | | | | | A | E | A |
| Jojoba | N | G | S | | | A | | |
| Kukui | | | | | | | E | |
| Macadamia | N | G | | | | | | A |
| Naranja | N | | | | | A | | |
| Coco | | | S | | | | | |
| Oliva | | | | | | A | | |
| Papaya | | G | | | C | | | |
| Pepitas de uva | N | | | | | A | | |
| Perilla | | | | | | A | E | |
| Rosa mosqueta | | | S | | C | A | | |
| Salvado de arroz | N | | | | | | E | |
| Sésamo | N | | | | | | | A |
| Tamanu | | | | | | | | |

Hay otros muchos aceites vegetales interesantes: camelina, grosella negra, cereza, colza, pepino, algodón, higo chumbo, frambuesa, germen de trigo, inca inchi, karanja, kendi, lirios, marula, moringa, nuez, melocotón, pracaxi, ciruela, germen de trigo o de arroz, girasol, tomate, yangu, etc.

Nota: el aceite de palma, que se utiliza en la industria agroalimentaria y en la jabonería por su bajo coste, no tiene ningún interés para los tratamientos cosméticos. Además, su producción intensiva provoca serios daños medioambientales.

En lo que concierne a las recetas presentadas en este libro, hemos preferido elegir los aceites de primer prensado en frío biológicos, sin pesticidas, que hay que conservar en un lugar fresco y protegidos de la luz.

Algunos aceites se oxidan muy rápidamente (como la rosa mosqueta) o se tienen que mezclar con otros aceites para aumentar su penetración cutánea (como el germen de trigo). Otros, muy potentes, hay que evitar utilizarlos en estado puro (como el tamanu).

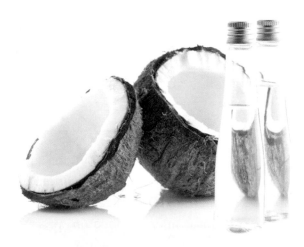

## ACEITES ESENCIALES PARA LA PIEL

| | Normal | Grasa | Seca | Acné | Cicatrices | Antiedad | Celulitis | Todas las pieles |
|---|---|---|---|---|---|---|---|---|
| Apio | | | | | C | | | |
| Árbol del té | | G | | A | | | | |
| Benjuí | | | | A | | | | |
| Manzanilla | | | S | | C | | | T |
| Cedro | | | | A | | | | |
| Ciprés azul | | G | | A | | | | |
| Ciprés verde | | | | | | | C | |
| Enebro | | | | | C | | C | T |
| Eucalipto radiado | | | | A | | | | |
| Geranio | N | | | | | A | | |
| Helicriso | | | | | | | C | |
| Jara común | | | | | C | | | |
| Laurel | | G | | A | | | | |
| Lavanda común | N | | | A | C | A | | T |
| Citronela | | | | | | | C | |
| Limón | | G | | A | | | C | |
| Neroli | N | | S | | | A | | |
| Pachulí | | G | | A | C | A | | |
| Palmarosa | N | G | | A | | A | | T |
| Palo de rosa | N | | S | | C | A | | T |
| Petitgrain | | | | | | A | | |
| Pomelo | | G | | A | | | | |
| Romero | | | S | | | | C | |
| Rosa | | | | | | A | | T |
| Salvia sclarea | | | | A | | | | |
| Sándalo | | | | A | | | | |
| Ylang-ylang | N | G | | | | A | | |
| Zanahoria | | G | S | | C | A | | T |

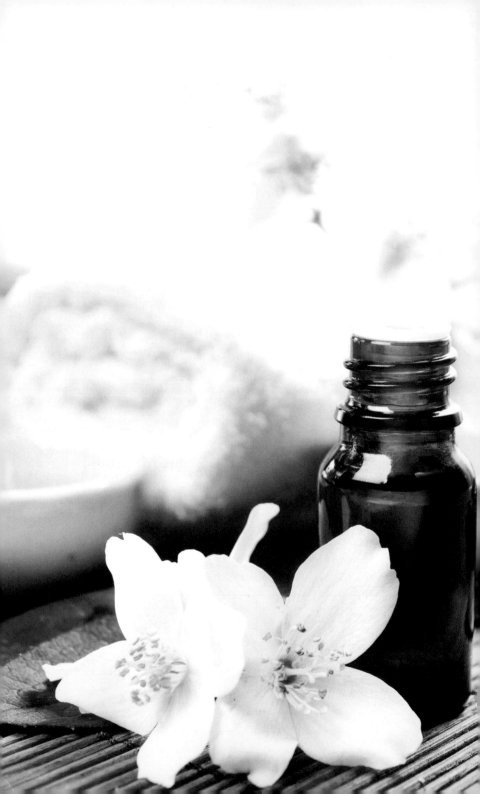

| PLANTAS Y OTROS VEGETALES PARA LA PIEL | |
|---|---|
| Pieles grasas | Bardana, hamamelis, jara, lavanda, maravilla, menta verde, milenrama, ortiga, perifollo, ylang-ylang |
| Pieles secas | Caléndula, corazoncillo, flor de naranjo, melisa, tilo |
| Pieles con acné | Árbol del té, bardana, menta picante, milenrama, ortiga, pensamiento salvaje |
| Cicatrices | Consuelda, corazoncillo, tepezcohuite |
| Antiedad | Centella asiática, clorella, lithothamne, perifollo, té verde |
| Celulitis | Cúrcuma, diente de león, fenogreco, fucus, hiedra trepadora, verbena olorosa |
| Todas las pieles | Aciano, manzanilla alemana, espirulina, jazmín, laurel noble, rosa |
| Y también | |
| Pieles sensibles y alérgicas | Manzanilla alemana |
| Pieles eccematosas | Manzanilla, geranio, helicriso, lavanda común, palmarosa |
| Quemaduras solares | Manzanilla romana, lavanda común (quemaduras) |
| Varices | Ciprés, limón, palo de rosa |
| Pecas | Anémona, berro, brezo, pensamiento salvaje, perejil |

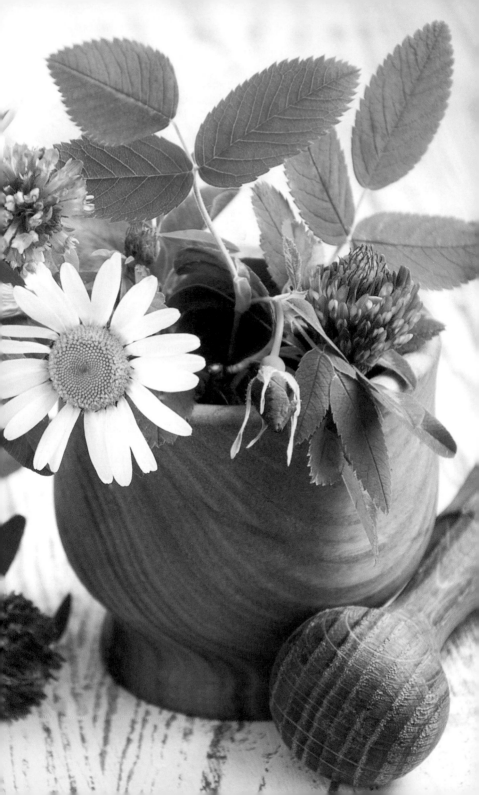

## ACEITES VEGETALES PARA EL CABELLO

| | Fortificante reparador | Brillo | Anticaída | Anticaspa | Cabello seco | Cabello rizado o encrespado | Cabello fino | Anti UV |
|---|---|---|---|---|---|---|---|---|
| Aguacate | F | | | | S | | | |
| Almendra dulce | F | | | | | | | |
| Arañuela | | | A | | | | | |
| Argán | F | | | | S | | F | |
| Babasu | F | | | | S | | | |
| Baobab | F | | | | | | | |
| Brócoli | | B | | | S | | | A |
| Burití | | | | | S | | | A |
| Camelia | F | | | | | | | |
| Camelina | F | B | | | | | | |
| Cártamo | F | | | | S | | | |
| Kukui | | | | | S | R | | |
| Aceite de onagra | | | A | | | | | |
| Nuez de Brasil | F | | | | S | | | |
| Coco | F | B | | | | R | | |
| Nuez de manketti | F | | | | | | | A |
| Oliva | | B | | | | | | |
| Pepitas de uva | F | | | | | | F | |
| Ricino | F | | | | S | | | |
| Salvado de arroz | F | | | | | | | A |
| Sésamo | | | | | S | | | A |
| Tamanu | | | | | | | | |
| Yangu | | | | | S | R | | A |
| Zapote | F | | A | A | S | R | | |

## ACEITES ESENCIALES PARA EL CABELLO

| | Alopecia | Tonificante cuero cabelludo | Anticaída | Anticaspa | Seco y puntas abiertas | Graso | Encrespado | Normal | Brillante |
|---|---|---|---|---|---|---|---|---|---|
| Árbol del té | | T | A | A | | | | N | |
| Bahía de St. Tomás | A | T | A | A | S | | | | |
| Bergamota | | | | | S | | | | |
| Manzanilla | | T | | | S | | | | |
| Cedro del Atlas | | T | | A | S | G | | | |
| Enebro | | | A | | S | G | | | |
| Enebro de miera | | | A | A | | | | | |
| Eucalipto radiado | | | | A | | | | | |
| Geranio rosado | | | | A | S | G | | N | |
| Laurel | | | | | S | | | | |
| Lavanda común | | | | A | S | G | | N | |
| Citronela | A | T | | | | | E | | B |
| Limón | | T | A | A | S | | | N | B |
| Nardo | | | A | | | | | | |
| Pachulí | | | | A | | | | | |
| Palma-rosa | | T | | A | | | | | |
| Palo de rosa | | | | | S | | E | | |
| Pomelo | | | | | | G | | | B |
| Romero | A | T | A | A | S | | | N | B |

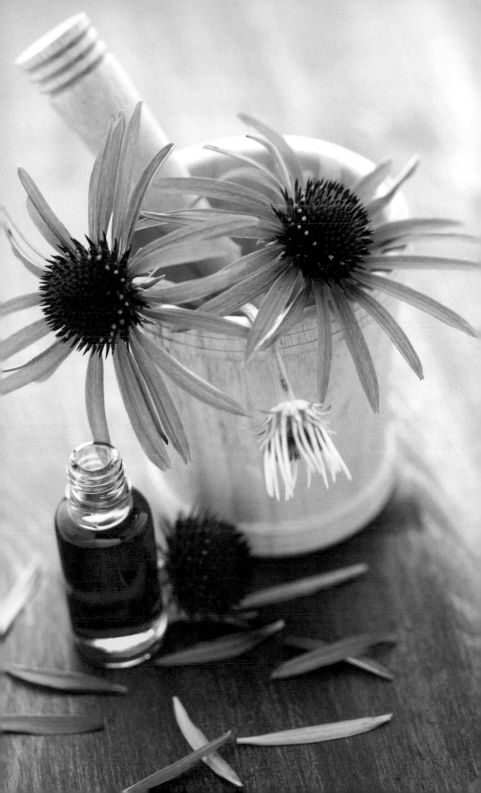

## ACEITES ESENCIALES PARA EL CABELLO

| | Alopecia | Tonificante cuero cabelludo | Anticaída | Anticaspa | Seco y puntas abiertas | Graso | Encrespado | Normal | Brillante |
|---|---|---|---|---|---|---|---|---|---|
| Salvia sclarea | Ⓐ | Ⓣ | Ⓐ | Ⓐ | | Ⓖ | | | |
| Sándalo | | | | Ⓐ | Ⓢ | Ⓖ | Ⓔ | | |
| Tomillo | Ⓐ | | | | | | | Ⓝ | |
| Ylang-ylang | | | Ⓐ | | Ⓢ | | | | |
| Zanahoria | Ⓐ | | | | Ⓢ | | | | |

### Y también

| | |
|---|---|
| Alopecia | Berros, enebro, ortiga, *Salvia officinalis*, tomillo |
| Cabello quebradizo | manzanilla, lavanda común, sándalo, Salvia sclarea, árbol del té |
| Cabello apagado y sin volumen | Petitgrain, romero, *Salvia sclarea*, ylang-ylang |
| Cuero cabelludo | Capuchina, nim, ortiga, peonía, romero |
| Anticaída | Bardana, fenogreco, quinquina, shikakai, té verde, tilo, tomillo |
| Anticaspa | Madera de Panamá, capuchina, ortiga, quinquina, romero, *Salvia sclarea*, shikakai, tusilago |
| Cabello graso | Madera de Panamá, avena, nuez de lavado o reetha |
| Todo tipo de cabello | Henna neutra (*Cassia italica* u *obovata*),[4] hojas de sen (*Cassia angustifolia*), espirulina |

---

4. No confundir con la henna de Egipto (*lawsonia inermis*) que se utiliza por su color rojo anaranjado.

## Precauciones en el empleo de los aceites esenciales

*Bactericidas, antifúngicos, tratantes, los aceites esenciales también se utilizan para los cuidados de la piel y del cabello. Sin embargo, pueden presentar inconvenientes en personas sensibles o con determinadas alergias. En general, los aceites esenciales no son adecuados para las mujeres embarazadas, los ancianos y los niños menores de tres años. Algunas enfermedades son incompatibles con su utilización. El empleo de un aceite esencial de manera prolongada puede causar efectos indeseables. Por otra parte, se recomienda cambiar regularmente el aceite utilizado en el tratamiento, en aromaterapia, en baño o en difusión. En todos los casos, los aceites esenciales se tienen que diluir en un cuerpo graso (aceites vegetales, leches, solubles específicos o cremas de tratamiento) antes de cualquier aplicación en la piel, y no deben usarse en los ojos y en las orejas, ni en el contorno de los ojos.*

*Cualquier aplicación accidental en la piel se puede limpiar rápidamente con un aceite vegetal, ya que los aceites esenciales no son solubles en el agua. Es conveniente realizar una prueba en la muñeca antes de utilizar un producto casero y no aplicarlo en caso de reacción cutánea. La lavanda fina y la manzanilla (camomila), muy suaves, son adecuadas para los tratamientos de los niños.*

*Los aceites esenciales son muy potentes. Algunos son fotosensibilizantes (en general los aceites cítricos), mientras que otros pueden ser irritantes para la piel (canela, bahía de St. Tomás, romero...) e incluso peligrosos en dosis elevadas. Por lo tanto, para cualquier uso por vía oral es conveniente consultar a un aromaterapeuta cualificado y evitar la automedicación. Los ingredientes aconsejados y seleccionados en este libro proceden todos de la agricultura biológica para reducir los riesgos de alergias.*

## LOS PIGMENTOS Y LOS COLORANTES NATURALES

Hace más de cuatro mil años, los egipcios no solo utilizaban los pigmentos para maquillarse, sino también para curarse. El kohl, destinado al maquillaje de los ojos, también era un protector de las infecciones bacteriológicas oculares gracias al plomo que contenía en pequeñas cantidades.

Hoy en día, los pigmentos son en su mayoría sintéticos y el maquillaje industrial está lejos de ser 100% natural.

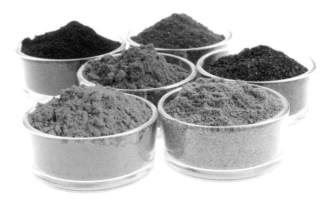

El talco, que desde 1990 se relaciona con el cáncer de ovarios, así como el dióxido de titanio (polvo blanco que opaca proveniente de la illita) no tienen buena prensa. Otros pigmentos llamados óxidos de hierro (obtenidos por oxidación) son una alternativa menos agresiva para la salud.

En cuanto al maquillaje mineral que procede de los Estados Unidos, está lejos de ser natural. A las nanopartículas, micas y pigmentos fabricados en laboratorios se añaden el nitruro de boro, un polvo blanco con propiedades reflejantes que reemplaza al talco pero cuyos efectos sobre la salud aún se desconocen.

## Todos los colores están en la naturaleza

La naturaleza ofrece una paleta rica y variada de pigmentos. Antaño se utilizaban las piedras semipreciosas como la malaquita o el lapislázuli. Hoy en día es posible colorear, de manera natural y a precios bajos, cremas, bases de maquillaje, barras de labios, coloretes y sombras de ojos.

Sin embargo, la paleta colorimétrica es mucho menos amplia que la de los colorantes sintéticos.

Los pigmentos naturales provienen de rocas primitivas trituradas, y a veces calcinadas. Se encuentran ocres amarillos, rojos o rosas, tierras o sombras naturales en tonos marrones, pero también pigmentos de color verde o negro.

Los colores vegetales también son muy útiles: la granza (rojo intenso), el achiote (rojo anaranjado), el añil...

Nota: asegúrate con tu proveedor de que estos pigmentos sean adecuados para el maquillaje y que estén libres de impurezas.

El tinte vegetal implica un verdadero rejuvenecimiento para el cabello, ya que, a diferencia del tinte químico, permite fortalecerlo en lugar de debilitarlo.

Desde que salieron a la luz reveladores estudios sobre los productos nocivos contenidos en las coloraciones químicas (parafenilendiamina, agua oxigenada, resorcina), que provocan pérdida del cabello, alopecia y cánceres de vejiga, las coloraciones vegetales compuestas de plantas tintóreas tienen cada vez más éxito.

La henna, cuya preparación es ancestral, permite colorar el cabello con suavidad. Preparada con un líquido ácido (vinagre o limón), libera sus pigmentos anaranjados para una mejor fijación. También es aconsejable añadir una yema de huevo o yogur a la preparación para reducir la acción secante de la planta.

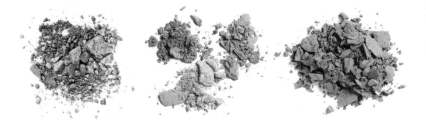

La nogalina (cáscara de nuez triturada) también es un tratamiento colorante potente que protege y reconstituye la queratina natural del cabello.

En la India, numerosas plantas reducidas a polvo, como el amla, se utilizan para mantener el color oscuro del cabello.

Muchos otros vegetales permiten aportar reflejos más o menos pronunciados, por ejemplo el té (rojos), el ruibarbo o la manzanilla (rubio dorado).

Las plantas tintóreas se han utilizado desde siempre para colorar de manera natural la lana, la seda y el algodón.

A veces en simple decocción acuosa, a veces en reacción con el hierro, todos los colores (o casi todos) son posibles de obtener a partir de la hoja, la raíz, la corteza o la planta entera. Las plantas tintóreas más utilizadas son el brezo, el abedul, la mirra, el eucalipto y la *Indigofera tinctoria* (índigo verdadero).

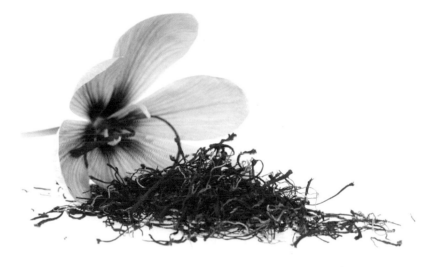

| COLORANTES NATURALES | | | |
|---|---|---|---|
| | Productos | Maquillaje | Cabello | Jabones |
| Achiote | P | | | J |
| Alkanna tinctoria | | | | J |
| Arcillas (verde, amarilla, roja) | | M | | J |
| Arraclán | | | Castaño | |
| Brahmi (centella asiática) | | | Castaño | |
| Café | | | Castaño | J |
| Caléndula | | | Rubio | |
| Manzanilla | | | Rubio | J |
| Carbón | | M | Moreno | J |
| Castaña en polvo | P | M | | J |
| Cúrcuma | P | M | Rubio | J |
| Granza | P | M | Pelirrojo | J |
| Henna (Lawsonia inermis) | | | Pelirrojo | J |
| Hibisco | P | M | Pelirrojo | |
| Índigo | P | M | Azul | J |
| Nogalina | | | Castaño | |
| Ocres: amarillo, rojo | P | M | | J |
| Óxidos de hierro naturales | P | M | | J |
| Palo de Campeche | P | M | Violeta | J |
| Remolacha | P | M | | |
| Salvia | | | Castaño | |
| Siena, sombras | P | M | | |
| Tierra: verde, amarillo, negro | P | M | | J |

Otros vegetales que pueden teñir de manera natural: peladuras de cebollas, ruibarbo, romero, té, etc.

Nota: los polvos de frutas (grosella negra, mango, frambuesa...) también pueden colorar los tratamientos o el maquillaje pero contienen maltodextrina.

## ANTES DE EMPEZAR A ELABORAR LOS PREPARADOS

◆ Limpia todos los contenedores y los utensilios con alcohol de farmacia o esterilízalos por lo menos durante 10 minutos en agua hirviendo.

◆ Desinfecta la superficie de trabajo con una lejía ecológica o con vinagre blanco.

◆ Lávate las manos y ponte guantes desechables.

◆ Protégete ante posibles accidentes, sobre todo si manipulas aceites esenciales. Es aconsejable utilizar bata, gafas y guantes.

◆ También es aconsejable emplear una mascarilla cuando se manipulan ciertos polvos irritantes, como la henna.

◆ Tómate un momento en el que no se te moleste para no arriesgarte a hacer mal la receta.

◆ Prepara los ingredientes, pésalos y... ¡diviértete!

Nota: las informaciones difundidas en este libro no presentan carácter médico y no comprometen la responsabilidad de la autora ni de la editorial sobre el resultado esperado del producto elaborado.

# Cuidados faciales y corporales

## Mis diez pequeños consejos

- Evita todos los productos industriales (cremas, bases de maquillaje, exfoliantes, mascarillas...).
- No te maquilles con productos que contengan colorantes azoicos y opta siempre por el maquillaje natural en polvos sueltos.
- ¡No abuses del sol! Y protégete con cremas sin nanopartículas y sin dióxido de titanio.
- No te toques los granos.
- No utilices productos agresivos (limpiadores o *peelings* químicos).
- Llénate completamente de vitaminas y minerales (toma cereales integrales, muchas verduras y un poco de fruta).
- Evita los alimentos que provocan inflamaciones (azúcar, productos lácteos, gluten, carne, comida industrial...).
- Huye del alcohol y del tabaco.
- Aléjate de las zonas contaminadas.
- Hazte tú misma(o) las cremas, exfoliantes, mascarillas y otros tratamientos a medida.

## Mis gestos de belleza diarios

- Un tratamiento por semana (mascarilla, exfoliante para el rostro o sauna facial).
- Un baño con plantas por semana.
- Un masaje del rostro por semana.
- Un tratamiento rejuvenecedor con nuestras plantas amigas si es necesario.

**Nuestras plantas amigas**: manzanilla, flor de naranjo, geranio, lavanda, rosa, árbol del té.

**Nuestros aceites amigos**: todos los aceites y las mantecas vegetales (karité, cacao, mango...).

**Nuestras frutas amigas**: limón, papaya, frutos rojos.

**Nuestros otros amigos**: vinagre, arcilla, clara de huevo, cubitos de hielo.

**Mi trío ganador**: rosa, limón, lavanda.

## EL MASAJE DEL ROSTRO

Si no tienes tiempo para ir a un instituto de belleza, es posible automasajearse en diez minutos en casa para relajar las zonas tensas y estimular la circulación sanguínea. Esta práctica está muy arraigada en los hábitos de belleza de las mujeres asiáticas.

Este es un masaje completo que se puede realizar tanto de pie como acostada(o):

1. *Masajear la frente con los dedos índices partiendo desde el centro efectuando pequeños círculos hasta las sienes.*
2. *Pasar los índices alrededor de los ojos, haciendo una «C» en el exterior.*
3. *En las aletas de la nariz, masajear desde arriba hacia abajo en dirección hacia las mejillas; después insistir en las mejillas realizando pequeños masajes circulares desde el exterior hacia el interior en los pómulos y la parte inferior de las mejillas.*
4. *Pasar los índices alrededor de la boca, haciendo una «C» hacia el exterior desde abajo hacia arriba y desde arriba hacia abajo.*

5. *Terminar este tratamiento rozando con los dedos el rostro y el cuello, desde abajo hacia arriba.*

Este masaje es muy beneficioso: estimula las funciones celulares, activa la circulación y proporciona un bienestar general.

También puedes realizarlo con algunas gotas de tu aceite vegetal preferido, o bien terminarlo pasando un cubito de hielo rápidamente por las zonas masajeadas para reafirmar los tejidos cutáneos.

## Receta de cubitos de hielo tratantes

Rellena una cubitera con tu agua floral preferida, una infusión de té verde o un zumo de frutas biológico casero (de cítricos, zanahoria, uva, pepino, tomate...).

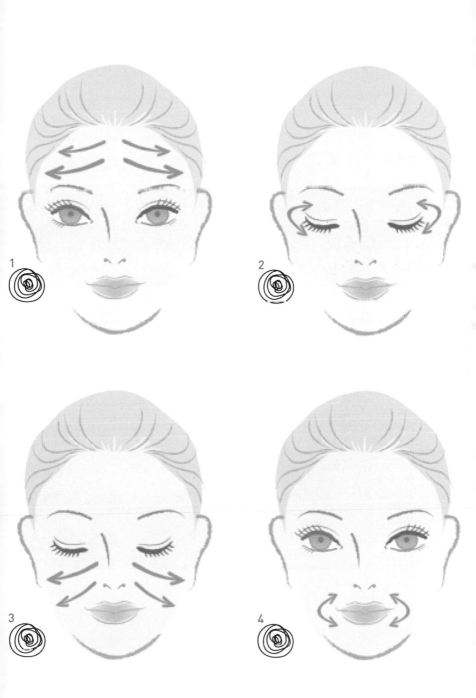

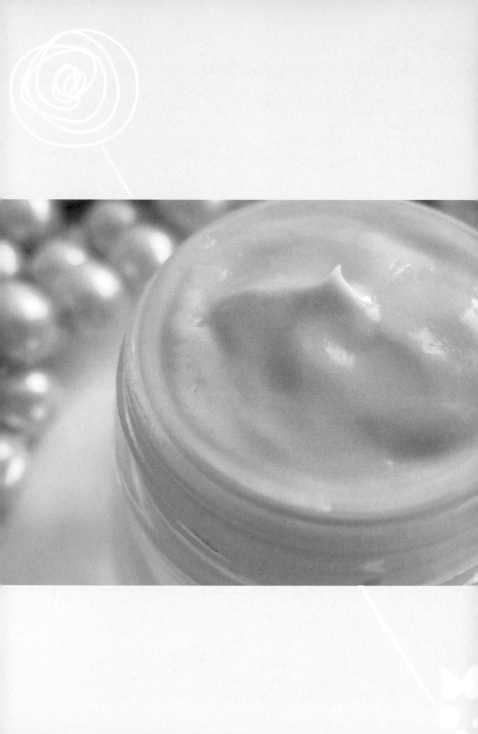

# Emulsión crema de base

Todas las pieles

## Ingredientes (para 100 ml)

- 60 ml de agua de manantial, agua floral o infusión de plantas
- 35 ml de aceite vegetal o macerado (ver página 13)
- 2 g de cera de abeja biológica sin refinar
- 1 g de manteca de cacao biológico
- Activos: aceites esenciales a elegir
- 25 gotas de extracto de semillas de pomelo (conservante)

En un bol de cristal o de acero inoxidable, verter el aceite, la manteca de cacao y la cera de abeja. En otro bol, el agua de manantial (para dar un color rosa a la crema, utilizar una infusión de hibisco o zumo de remolacha).

Colocar los dos recipientes al baño María y esperar a que el termómetro indique 71 ºC.

Cuando se haya alcanzado la temperatura, fuera del fuego verter el agua en el aceite a chorritos sin dejar de batir la mezcla con una minibatidora o un tenedor, realizando círculos en el fondo del bol durante 5 minutos.

Añadir el conservante y ponerlo en un bote.

Conservación: 1 mes en un lugar fresco.

Aclaración sobre la cera de abeja: actúa como un emulsionante natural y protege la piel al tiempo que la deja respirar. Esta receta de base es muy conveniente para todos los tratamientos del rostro y del cuerpo. La piel permanece suave e hidratada.

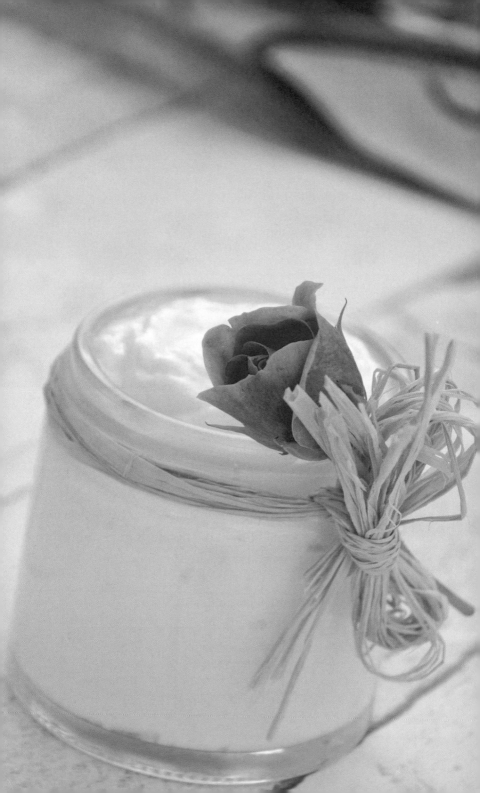

# Crema para piernas ligeras con caléndula y ciprés

Todas las pieles

## Ingredientes (para 100 ml)

- 60 ml de agua de manantial
- 35 g de macerado de caléndula (50 g de flores secas para 100 ml de aceite de pepitas de uva; ver la página 13)
- 2 g de cera de abeja biológica sin refinar
- 1 g de manteca de cacao biológica
- 30 gotas de aceite esencial de ciprés de hoja perenne
- 25 gotas de extracto de semillas de pomelo

En un bol de cristal o de acero inoxidable, verter el macerado, la manteca de cacao y la cera de abeja. En otro bol, el agua de manantial.

Colocar los dos recipientes al baño María y esperar a que la temperatura alcance los 71 ºC con la ayuda de un termómetro de cocina.

Cuando se haya alcanzado la temperatura, fuera del fuego verter el agua en el aceite a chorritos sin dejar de batir la mezcla con una minibatidora o un tenedor, realizando círculos en el fondo del bol durante 5 minutos.

Añadir el conservante y ponerlo en un bote.

Conservación: 1 mes en un lugar fresco.

*Aclaración sobre el aceite esencial de ciprés de hoja perenne (Cupressus sempervirens): es muy útil en caso de piernas pesadas o con varices, ya que favorece la circulación venosa.*

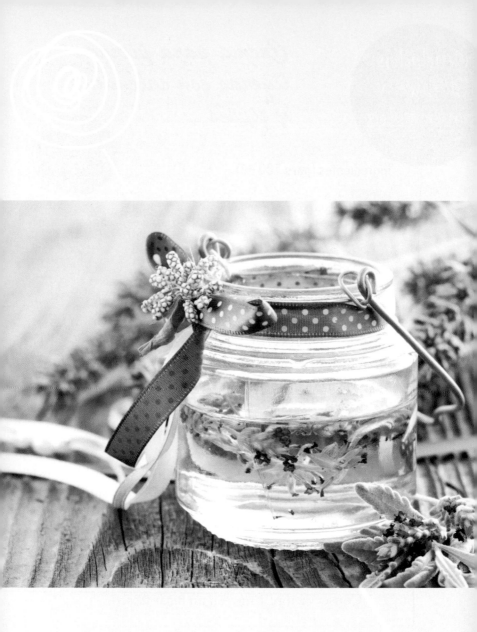

# Aceite antiadiposidades con lavanda, té verde y enebro

Todas las pieles

## Ingredientes (para 100 ml)

- 95 ml de macerado oleoso de lavanda/té verde preparado con 60 g de plantas secas y 130 ml de aceite de jojoba (ver página 13)
- De 2 a 5 ml de aceite esencial de enebro

Preparar la maceración de lavanda y té verde.

Colar el macerado obtenido en un tarro desinfectado con alcohol de farmacia y añadir el aceite esencial.

Utilización: este aceite se utiliza todas las noches en un masaje sobre las zonas que hay que tratar 15 días al mes, durante un periodo de por lo menos 3 meses.

Conservación: de 6 meses a 1 año.

*Aclaración sobre el aceite esencial de enebro (Juniperus communis): gracias a sus eficaces virtudes antiinflamatorias, se aconseja en caso de reumatismos. Actúa igualmente sobre la celulitis y la retención de líquidos.*

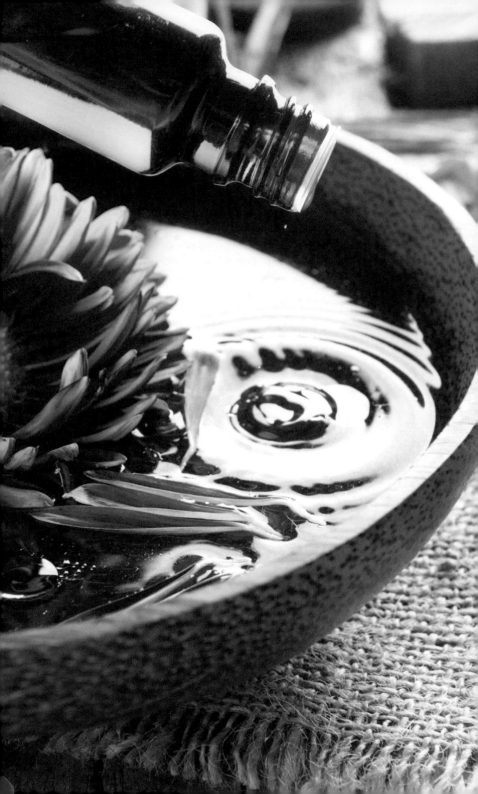

# Sauna facial desincrustante

Todas las pieles

## Ingredientes (para 1 uso)

- 2 l de agua de manantial
- 1 cucharadita de aceite vegetal a elegir
- De 5 a 10 gotas de aceites esenciales en función del tipo de piel (tabla de la página 31), o un puñado de plantas y de flores frescas o secas (tabla de la página 33)

Verter el agua de manantial en una cacerola y llevarla a ebullición.

En una cucharadita de aceite vegetal añadir de 5 a 10 gotas de aceite esencial; después verterlo en el agua (o depositar las plantas y las flores seleccionadas).

Colocar el rostro desmaquillado sobre el vapor y cubrir la cabeza con una toalla.

Después de 10 minutos, limpiar el rostro con un algodón empapado con el agua floral preferida. Secar.

---

*Aclaración sobre la sauna facial: es un excelente tratamiento del rostro para abrir los poros de la piel y, de esta manera, aprovechar mejor la aplicación del tratamiento de noche.*
*Truco: para las pieles secas, aplicar algunas gotas de aceite vegetal sobre el rostro antes de la sauna.*

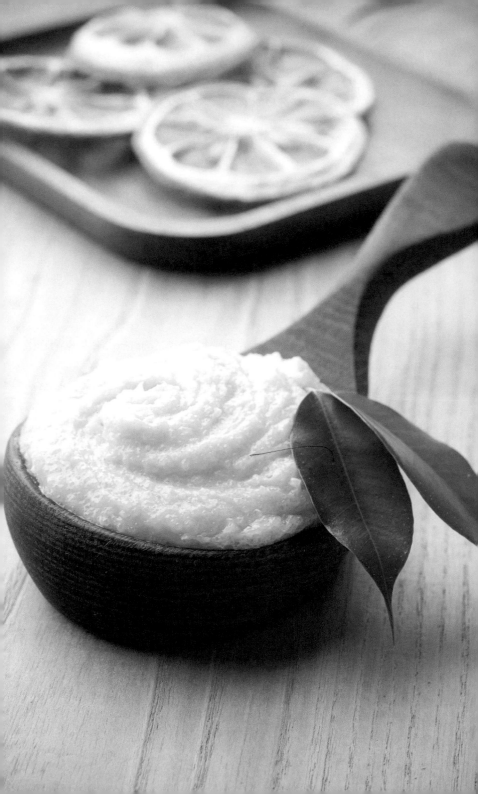

# Mascarilla afrutada piel de melocotón

Todas las pieles

## Ingredientes (para 1 uso)

- ½ mango
- 1 rodaja de piña
- 1 clara de huevo
- 1 rama de albahaca o de menta fresca
- 2 gotas de aceite esencial de ylang-ylang

🔘 Pelar las frutas y mezclarla junto con la pulpa en una licuadora.

🔘 Añadir la clara del huevo y las hierbas cortadas. Mezclarlo todo otra vez durante 5 segundos.

🔘 Añadir el aceite esencial diluido en 5 gotas de aceite vegetal en función del tipo de piel (tabla de la página 27).

🔘 Dejar actuar esta mascarilla entre dos gasas sobre el rostro, evitando el contorno de los ojos, durante 10 o 15 minutos.

🔘 Aclarar con agua fresca y secar delicadamente.

Aclaración sobre el aceite esencial de ylang-ylang (Cananga odorata): reconocido por su acción sedante y relajante, este aceite es un buen tónico para las pieles maduras y deja un perfume floral muy agradable sobre la piel.

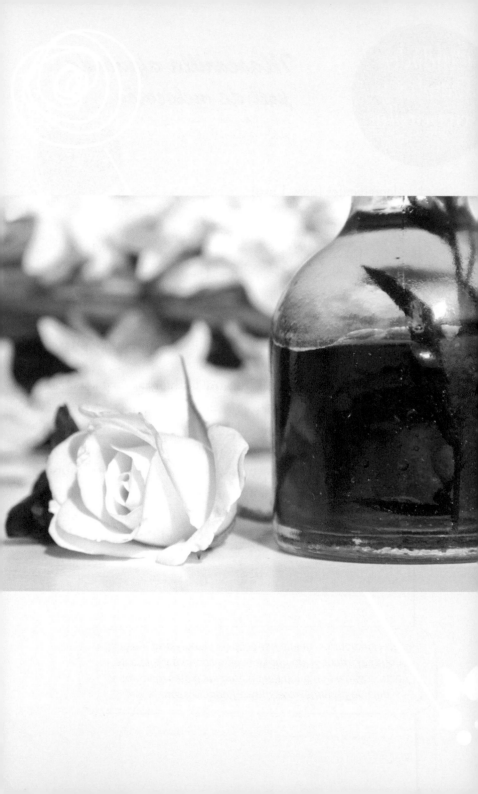

# Desmaquillante con vainilla y flor de hibisco

Todas las pieles

## Ingredientes (para 50 ml)

- 25 ml de infusión de flores secas de hibisco
- 25 ml de macerado de vainilla de Tahití Hotu preparada con 2 vainas de vainilla sin pepitas y partidas por la mitad en 30 ml de aceite de jojoba (ver página 13)
- 15 gotas de extracto de semillas de pomelo biológico

Preparar el macerado de vainilla de Tahití Hotu o de plantas en función del tipo de piel (tabla de la página 31), o utilizar un aceite vegetal (tabla de la página 27).

Preparar la infusión de hibisco (ver página 13). Dejar enfriar y después añadir el extracto de semillas de pomelo biológico.

Verter los dos preparados en un frasco de cristal desinfectado con alcohol de farmacia.

Colocarlo en un lugar fresco y agitar el frasco antes de cada uso.

Conservación: 1 mes en un lugar fresco.

*Aclaración sobre el hibisco (karkadé o bissap): esta flor es conocida por sus propiedades colorantes y antioxidantes. Gracias a las antocianinas que contiene retrasa los efectos del envejecimiento.*

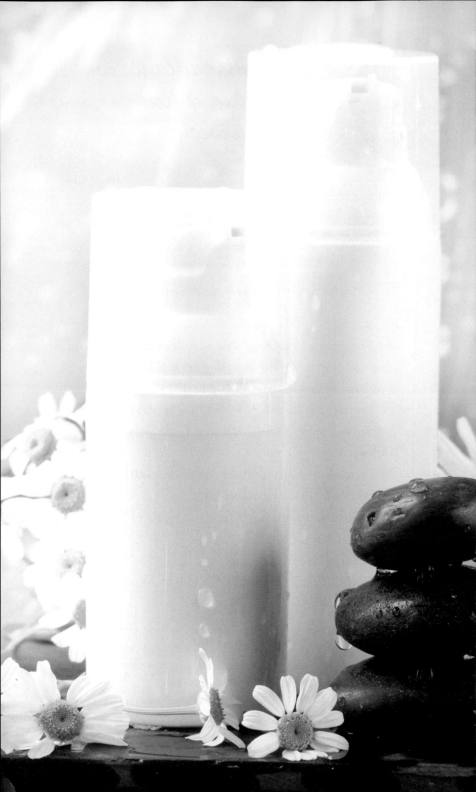

# Desmaquillante ultrasuave con almendra y albaricoque

## Ingredientes (para 100 ml)

*Todas las pieles*

- 75 ml de leche de almendra
- 23 ml de aceite de albaricoque biológico
- 1 g de cera de abeja biológica sin refinar
- 1 g de manteca de cacao biológico
- 25 gotas de extracto de semillas de pomelo (conservante)

◎ En un bol de cristal o de acero inoxidable, verter el aceite, la manteca de cacao y la cera de abeja. En otro bol, la leche de almendra.

◎ Colocar los dos recipientes al baño María y esperar a que la temperatura alcance los 71 °C con la ayuda de un termómetro de cocina.

◎ Cuando se haya alcanzado la temperatura, fuera del fuego verter el agua en el aceite a chorritos sin dejar de batir la mezcla con una minibatidora o un tenedor, realizando círculos en el fondo del bol, durante 5 minutos.

◎ Añadir el conservante y verter el producto en un frasco dispensador.

Conservación: 1 mes en un lugar fresco.

*Aclaración sobre el aceite de albaricoque: la piel lo tolera muy bien. No deja una película grasa, revitaliza las pieles estropeadas y calma las irritadas. Contribuye a iluminar la tez.*

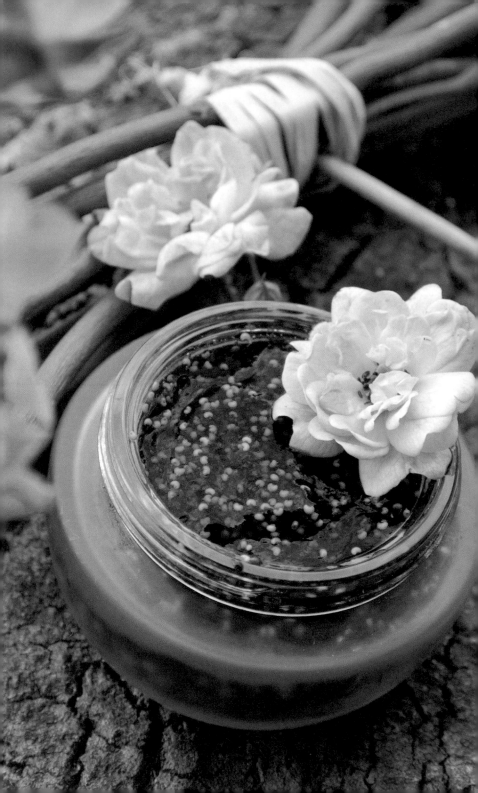

# Gel exfoliante con rosa y granos de adormidera

Todas las pieles

## Ingredientes (para 100 ml)

- 50 ml de infusión de hibisco
- 3 g de goma guar biológica
- 1 cucharadita de semillas de adormidera blanca
- 2 gotas diluidas de aceite esencial o de absoluto de rosa
- 2 gotas de aceite de rosa mosqueta biológico
- 15 gotas de extracto de semillas de pomelo biológico

◉ Preparar la infusión de hibisco (ver página 13).

◉ Añadir la goma guar en forma de lluvia al tiempo que se agita rápidamente con un tenedor.

◉ Dejar reposar unos minutos hasta que se forme el gel. Después añadir el extracto de semillas de pomelo biológico y el aceite esencial diluido en 2 gotas de aceite de rosa mosqueta; a continuación las semillas de adormidera.

Conservación: 1 mes como máximo en un lugar fresco.

*Aclaración sobre el aceite esencial de rosa (Rosa damascena): este aceite reafirma las excelentes cualidades regenerativas de la piel. Rico en citronelol y farnesol, es ideal para las pieles maduras.*

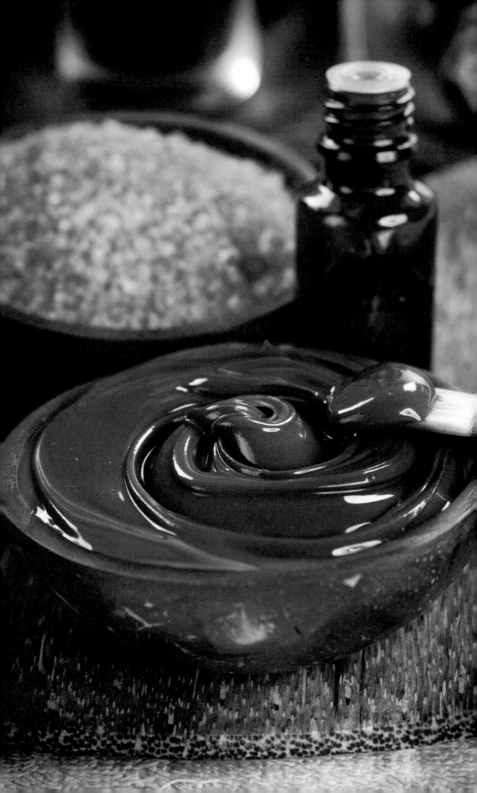

# *Deliciosa mascarilla antioxidante con chocolate*

Pieles secas

## Ingredientes (para 1 uso)

- 50 g de chocolate negro biológico
- 1 ml de aceite de coco
- 2 gotas de aceite esencial en función del tipo de piel (tabla de la página 31)

◉ En un bol de cristal o de acero inoxidable, fundir el chocolate y el aceite de coco al baño María

◉ Dejar que se enfríe y añadir el aceite esencial. (Atención: por encima de los 40 °C, el aceite esencial pierde sus propiedades).

◉ Extender la mascarilla sobre el rostro con la ayuda de un pincel, evitando el contorno de los ojos y los labios.

◉ Dejar reposar de 10 a 15 minutos y aclarar con agua tibia. Para completar este tratamiento se puede pasar por el rostro un algodón empapado con el agua floral preferida.

> *Aclaración sobre la manteca de cacao: gracias a sus polifenoles, potentes antioxidantes naturales, y a sus ácidos grasos esenciales, nutre, protege y suaviza la piel. Sus propiedades cicatrizantes hacen de ella un tratamiento excepcional.*

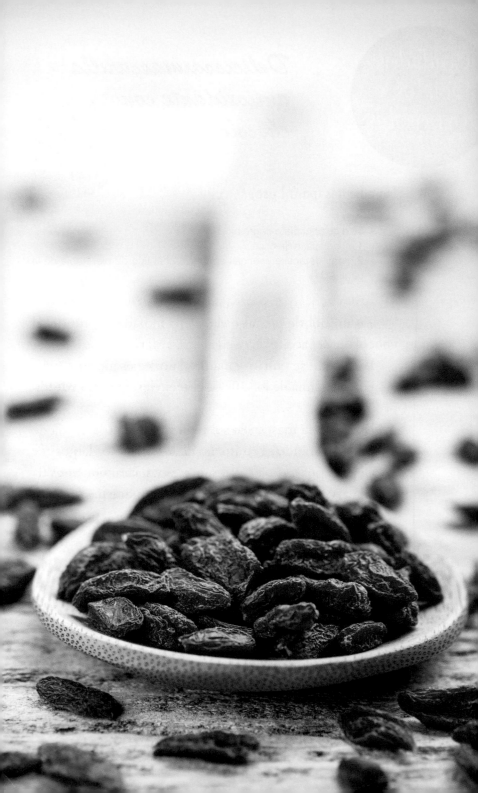

# Parches antiojeras con bayas de goji

Todas las pieles

## Ingredientes (para 1 uso)

- 9 ml de agua de manantial
- 10 bayas de goji secas
- 0,3 g de agar

◎ En un bol de cristal o de acero inoxidable, preparar una infusión de bayas de goji (ver página 13).

◎ Hervir la infusión con el agar durante 1 minuto mezclando rápidamente con una minibatidora o un tenedor.

◎ Formar dos discos dejando correr el preparado líquido aún caliente sobre papel sulfurizado.

◎ Dejar endurecer los parches en un lugar fresco.

◎ Sobre los párpados humedecidos, aplicar los discos por lo menos durante 20 minutos. A continuación, pueden reutilizarse para la frente o las mejillas y tirarlos después de ello.

*Aclaración sobre las bayas de goji: originarias de las mesetas del Tíbet, estos pequeños frutos están saturados de vitaminas, oligoelementos y minerales. Ricas en carotenoides, aminoácidos y polisacáridos, ayudan a estimular la actividad celular.*

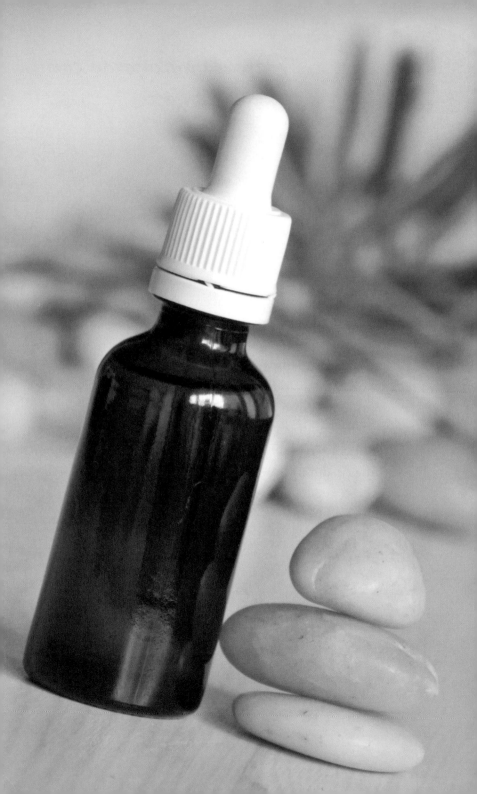

# Sérum contorno de ojos con flor de aciano

Todas las pieles

## Ingredientes (para 30 ml)

- 20 ml de agua floral de aciano
- 5 ml de zumo de aloe vera (evitar los geles con goma xantana)
- 3 g de goma de acacia (goma arábiga)
- 8 gotas de extracto de semillas de pomelo (conservante)

En un bol de cristal, verter el agua floral y el aloe vera.

Añadir el preparado líquido de la goma de acacia y batir enérgicamente hasta que se forme el gel.

Añadir el conservante y verter el producto en un frasco.

Utilización: con la ayuda de un algodón o con la yema de los dedos, aplicar el sérum diariamente para aprovechar el efecto tensor de los mucílagos naturales del aloe vera y de la goma de acacia.

Conservación: 1 mes en un lugar fresco.

*Aclaración sobre el aciano: gracias a su acción antiinflamatoria, el agua de aciano se utiliza para calmar los ojos cansados o irritados. Descongestionante, calmante y regenerador, aclara la tez y reafirma los tejidos.*

# Cuidado del cabello

## Mis diez pequeños consejos

♦ Huye de todas las coloraciones, las lacas y los geles fijadores químicos industriales.

♦ Evita el secador y prefiere el secado al aire libre.

♦ Utiliza un peine de madera de forma curvada en lugar de uno de plástico.

♦ Si el agua es dura, en una botella añade zumo de limón al agua de aclarado, o efectúa un aclarado con agua de manantial.

♦ Para fortalecer el cabello, córtalo con luna llena o con luna creciente y masajea el cuero cabelludo.

♦ Algunos tensioactivos e ingredientes contenidos en los champús y en los tratamientos industriales agreden el cabello; por lo tanto, opta por productos para el lavado que sean biológicos o hechos en casa.

♦ Limita los champús (el polvo de iris o de licopodio puede ayudar a espaciar los lavados).

♦ Protege el cabello al exponerlo al sol.

♦ Protege el cabello al bañarte en el mar o en la piscina.

♦ Hazte tú misma(o) tus tratamientos 100% naturales. ¡Existen numerosos ingredientes muy eficaces para todos los tipos de cabello!

## Mis gestos de belleza diarios

♦ Uno o dos champús por semana.

♦ Un tratamiento para el cuero cabelludo por semana.

♦ Un tratamiento para la longitud por semana.

♦ Un masaje del cuero cabelludo por semana.

♦ Un tratamiento de rejuvenecimiento con nuestras plantas amigas si es necesario.

**Nuestras plantas amigas**: capuchina, berro, ortiga, romero, salvia.

**Nuestros aceites amigos**: baobab, camelia, coco, oliva, ricino.

**Nuestras frutas amigas**: limón, pomelo, plátano.

**Nuestros otros amigos**: vinagre, arcillas, clara de huevo, shikakaï, amla, reetha.

**Mi trío ganador**: ortiga, limón, aceite de coco.

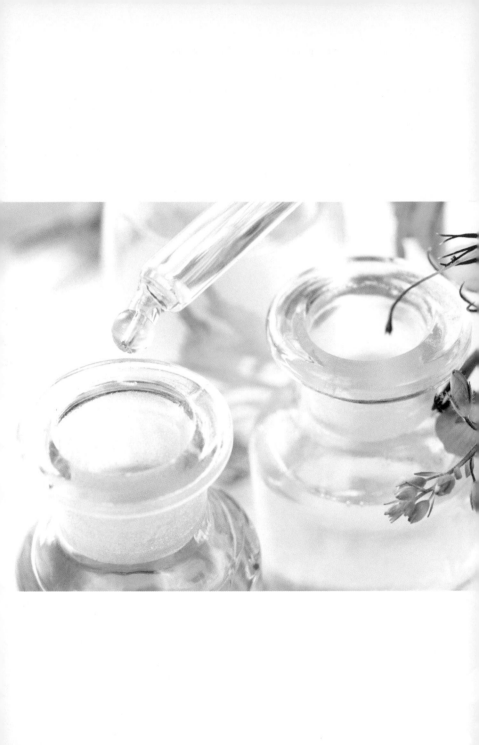

# Cóctel tonificante para cabellos sin vida

Todos los cabellos

## Ingredientes (para 50 ml)

- 1 ml de aceite esencial de *Salvia sclarea* (para ella), o de bahía de St. Tomás (para él)
- 2 ml de aceite esencial de niaouli
- 2 ml de aceite esencial de jengibre
- 50 ml de aceite de camelia

En un frasco desinfectado con alcohol de farmacia, verter el aceite de camelia y los aceites esenciales. Mezclarlos.

Después del champú, aplicar unas gotas de este cóctel fortificante con aceites esenciales sobre el cuero cabelludo.

Conservación: de 1 a 2 años según la fecha límite de consumo del aceite vegetal.

---

*Aclaración sobre el aceite esencial de niaouli* (Melaleuca quinquenervia): *vivificante y bactericida, estimula las defensas naturales. Se utiliza en caso de caída del cabello o para luchar contra la caspa.*

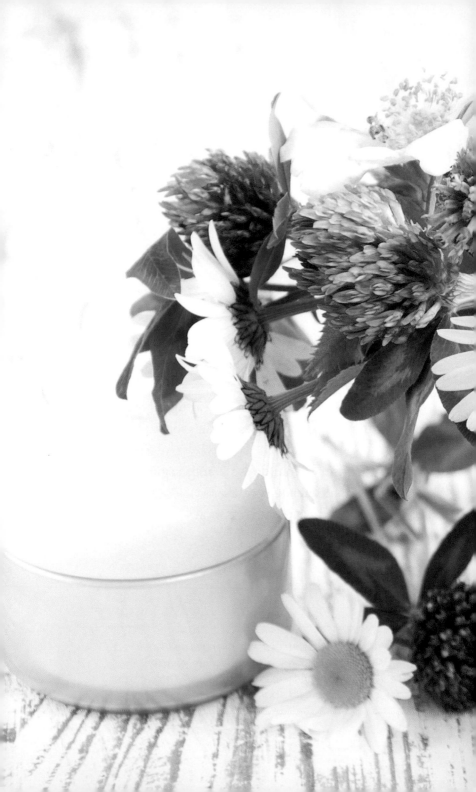

# Cuidado nutritivo con mantecas vegetales

Cabellos secos

## Ingredientes (para 100 ml)

- 30 g de manteca de karité
- 20 g de manteca de mango
- 20 g de manteca de cacao
- 30 g de manteca de kokum
- 1 ml de aceite esencial de ylang-ylang u otro en función de las necesidades (tabla de la página 36)

En un bol desinfectado con alcohol de farmacia, fundir todas las mantecas vegetales al baño María.

Retirar del fuego y dejar que se entibie; después añadir los aceites esenciales. Mezclar.

Verter en un tarro de cristal desinfectado.

Aplicar esta mascarilla sobre los mechones humedecidos, antes del champú, durante por lo menos 1 hora, y cubrir el cabello con una toalla caliente. Después proceder a lavar el cabello con el champú.

Conservación: 6 meses.

*Aclaración sobre la manteca de karité: rica en ácidos grasos y en vitaminas A y E, nutre el cabello en profundidad. Su poder protector, suavizante e hidratante es ideal para los cabellos encrespados. También se utiliza para acelerar la cicatrización, proteger la piel de los rayos UV y calmar las irritaciones cutáneas.*

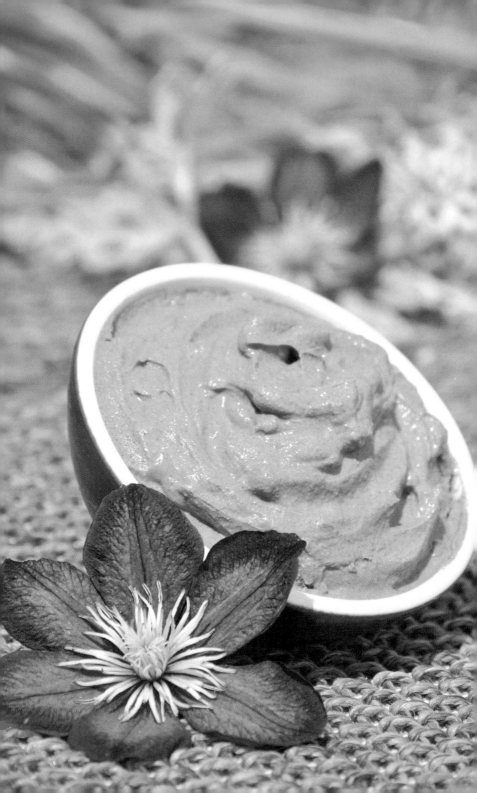

# Champú oriental con rhassoul

Todos los cabellos

## Ingredientes (para 1 uso)

- De 50 a 100 g de rhassoul en polvo en función de la longitud del cabello
- Infusión de ortiga
- 3 gotas de aceite esencial de *Salvia sclarea*
- Unas gotas de aceite vegetal

Preparar la infusión de ortiga con 15 g de hojas secas y 150 ml de agua de manantial (ver página 13).

Retirar del fuego y dejar que se entibie; luego verter en el rhassoul removiendo con una cuchara hasta obtener una pasta untuosa y homogénea. Evitar los utensilios metálicos.

Añadir el aceite esencial diluido en unas gotas de aceite vegetal.

Aplicar esta mascarilla al lavar el cabello. Dejarla reposar 10 minutos; después emulsionar con un poco de agua. Lavar el cabello insistiendo sobre el cuero cabelludo; finalmente aclarar con agua y secarlo al aire libre.

*Aclaración sobre el rhassoul: esta arcilla volcánica limpiadora es particularmente suave para los cabellos. Absorbe las impurezas al tiempo que deja una película lipoprotectora.*

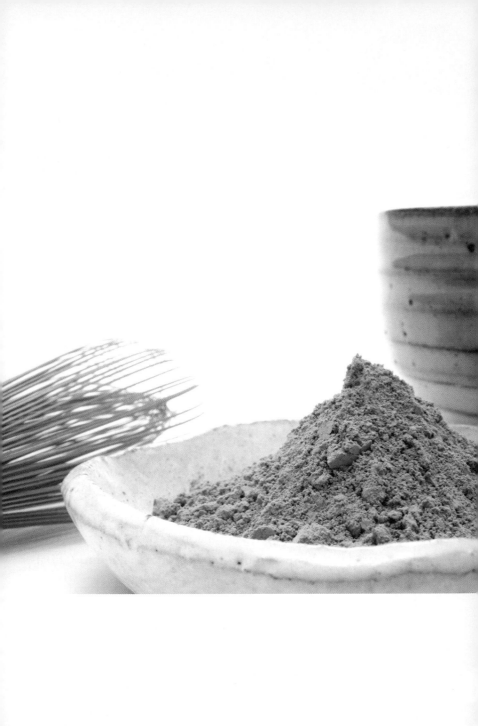

# Mascarilla de té matcha con arcilla

Todos los cabellos

## Ingredientes (para 1 uso)

- 50 g de arcilla verde (o amarilla para las pieles sensibles)
- Infusión de té verde
- 1 cucharadita de té matcha en polvo
- 3 gotas de aceite esencial de *Salvia sclarea* u otro (tabla de la página 36)

Preparar la infusión de té con 20 g de hojas secas y 50 ml de agua de manantial (ver página 13).

Retirar del fuego, dejar que se entibie, luego verter el preparado en la arcilla y el té matcha mezclados, removiendo con una cuchara hasta obtener una pasta untuosa y homogénea. Evitar los utensilios metálicos.

Añadir al aceite esencial diluido unas gotas de aceite vegetal (tabla de la página 35).

Aplicar esta mascarilla sobre el cuero cabelludo raya a raya. Dejar reposar 15 minutos; luego lavar el cabello. Aclarar con agua y secar al aire libre.

*Aclaración sobre el té matcha: originario de Japón, este polvo de té verde es rico en minerales y contiene las vitaminas A, B, C, E y P. Sus cualidades antioxidantes hacen de él un principio activo excepcional.*

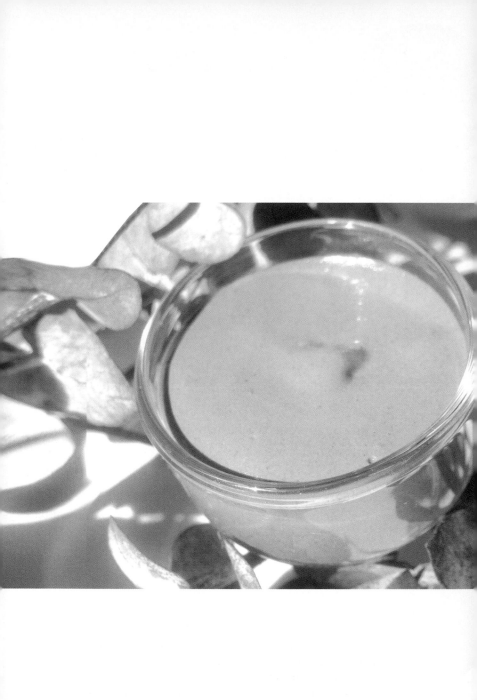

# Mascarilla para dar volumen con henna neutra

**Todos los cabellos**

## Ingredientes (para 1 uso)

* De 100 a 150 g de henna neutra
* 50 ml de agua de manantial
* ½ yogur de soja
* Zumo de medio limón
* 3 gotas de aceite esencial de lavanda o de romero

En un recipiente, verter el polvo de henna.

Calentar el agua de manantial y el limón; después verter en la henna y mezclarlo hasta obtener una pasta untuosa y homogénea. Si se utiliza una henna colorante, dejar reposar el preparado por lo menos 30 minutos para que se desarrolle el color.

Añadir el yogur y el aceite esencial, mezclar y aplicar sobre el cuero cabelludo y el resto del cabello durante por lo menos 1 hora (o más en el caso de la henna colorante). Si el cabello es seco o muy seco, untarlo con algunas gotas de aceite de coco antes de aplicar la mascarilla.

Aclarar y después proceder a lavar el cabello con el champú. Secar el cabello al aire libre.

---

*Aclaración sobre la henna neutra* (Cassia italica u obovata): *originaria de la India, esta henna que no colora aporta volumen y brillo a los cabellos apagados y cansados. Trata igualmente el cuero cabelludo (caspa, exceso de sebo).*

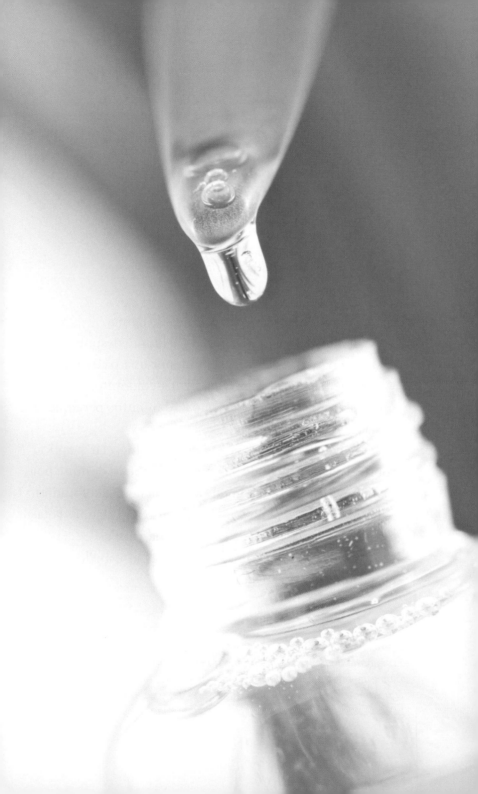

# Tratamiento para disciplinar las mechas rebeldes

Todos los cabellos

## Ingredientes (para 50 ml)

- 50 ml de agua floral de tilo biológico
- 1 cucharadita de copos de avena biológicos
- 1 cucharadita de azúcar moreno biológico
- 10 gotas de extracto de semillas de pomelo biológico

En un frasco desinfectado con alcohol de farmacia, verter el agua floral y los copos de avena.

Al día siguiente, colar y después añadir el azúcar moreno y el extracto de semillas de pomelo biológico.

Utilización: vaporizar esta loción sobre el cabello seco y proceder al peinado.

*Aclaración sobre el tilo: es conocido por sus propiedades tonificantes y se utiliza para fortalecer los cabellos sin vida. Su acción calmante y suavizante calma los cueros cabelludos irritados. Es conveniente para todos los tipos de cabello.*

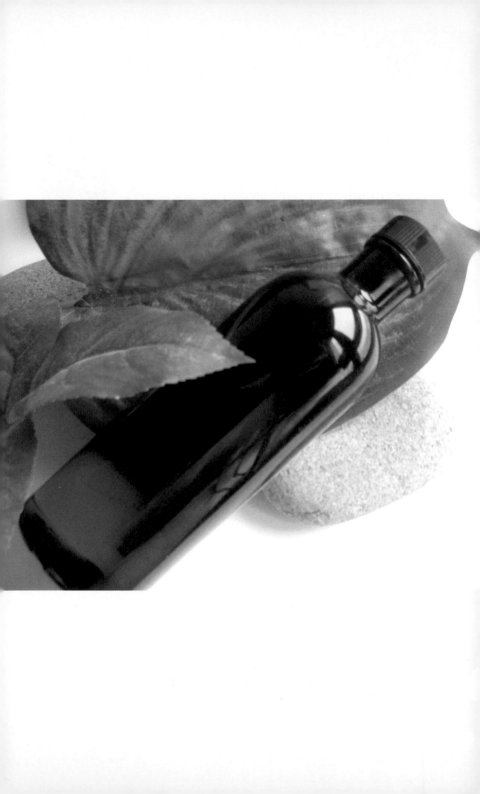

# Agua de aclarado reflejos dorados

Todos los cabellos

## Ingredientes (para 1 uso)

- 1 litro de infusión de manzanilla/ruibarbo (100 g de plantas para 1 litro de agua de manantial)
- El zumo de 1 limón o 1 cucharada sopera de vinagre de manzana biológico

Preparar la infusión de manzanilla/ruibarbo con los 100 g de plantas y el agua de manantial (ver página 13).

En una botella limpia, verter la infusión fría y el zumo de limón.

Agitar el frasco y utilizar esta agua de aclarado después del champú. Verter el agua unas diez veces sobre todo el cabello teniendo cuidado de poner un barreño para recuperarla después de cada operación.

Aplicación: para un efecto más intenso, realizar este tratamiento de aclarado todos los días.

*Aclaración sobre las flores de manzanilla: junto con el ruibarbo, forman parte de las plantas tintóreas que se utilizan para los tintes vegetales. Con el tiempo, aportan bonitos reflejos dorados naturales sin dañar el cabello.*

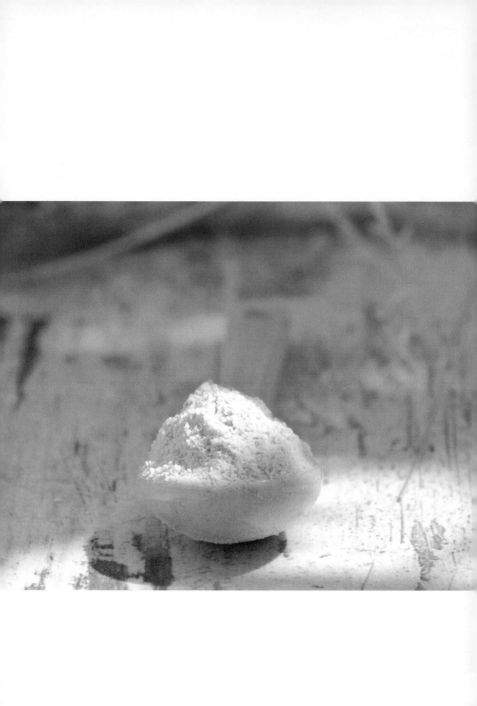

# Champú seco exprés

Cabellos grasos

## Ingredientes (para 1 uso)

- 1 cucharada sopera de polvo de licopodio
- 1 cucharada sopera de arcilla verde o amarilla en polvo
- 3 gotas de aceite esencial de lavanda común u otro (tabla de la página 36)

En una copela, mezclar el polvo de licopodio y la arcilla con el aceite esencial de lavanda aplastando el preparado unos minutos con la parte posterior de una cuchara.

Espolvorear el cuero cabelludo con este polvo masajeándolo ligeramente.

Dejar actuar 5 minutos; después retirar el excedente con un cepillo.

Aplicación: entre el uso de dos champús, este tratamiento se aplica a los cueros cabelludos que tienen tendencia a engrasarse rápidamente para espaciar, de esta manera, los lavados.

*Aclaración sobre el licopodio: esta pequeña planta herbácea se utiliza por sus propiedades naturales de absorción. El polvo elaborado por sus esporas hace de ella un champú ideal para los cabellos grasos. Astringente y diurética, también se utiliza como complemento alimenticio.*

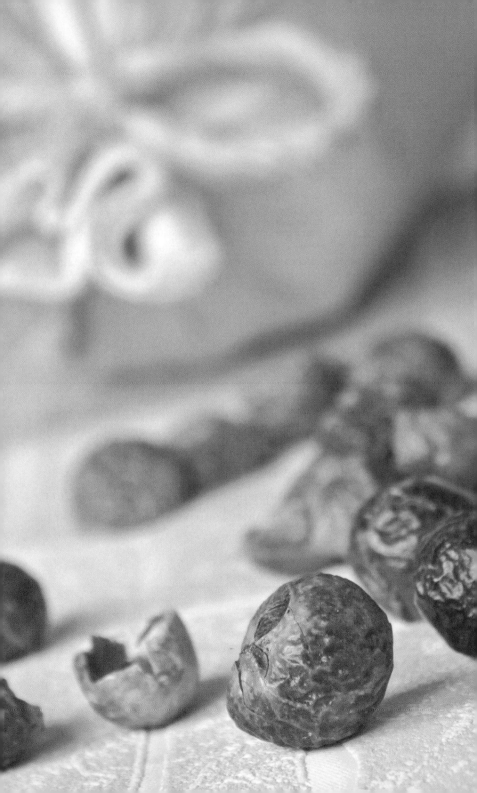

# Mascarilla para lavar con plantas indias

Todos los cabellos

## Ingredientes (para 1 mascarilla)

- De 50 a 100 g de polvo de shikakaï (kapoor kachli u otra planta para lavar), según la longitud del cabello
- 3 nueces de lavado trituradas o en polvo
- 50 ml de agua de manantial (o de agua de flor de naranjo)
- ½ cucharadita de zumo de limón

En un recipiente desinfectado con alcohol de farmacia, dejar macerar las nueces de lavado en 50 ml de agua de manantial caliente (30 °C) durante una noche.

Al día siguiente, colar y mezclar esta agua con el polvo de shikakaï y el zumo de limón.

Aplicar esta mascarilla sobre el cuero cabelludo y el resto del cabello. Al cabo de 5 o 10 minutos, emulsionar con un poco de agua y lavar el cabello con agua clara. Aclarar; después secar al aire libre.

---

*Aclaración sobre las nueces de lavado (reetha): provienen del árbol indio* Sapindus mukorossi. *Sus cáscaras recogidas y secadas contienen saponina vegetal, que produce una espuma de lavado al contacto con el agua a partir de los 30 °C.*

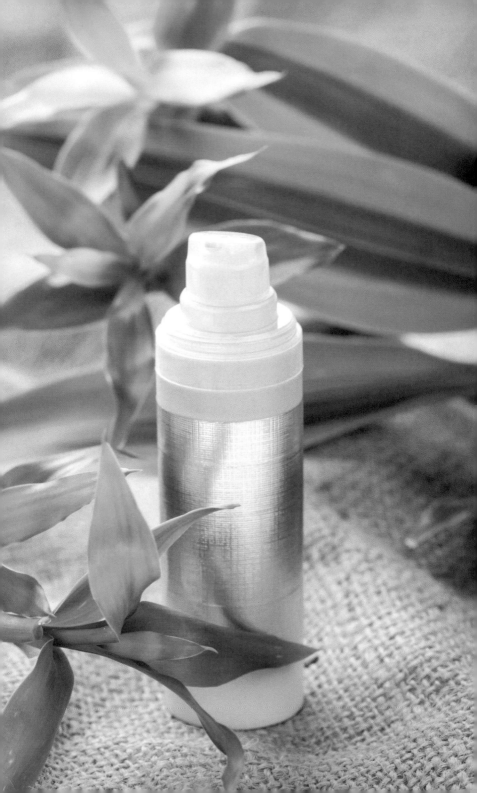

# Loción de brillo con cítricos

Cabellos grasos

## Ingredientes (para 50 ml)

* 30 ml de agua floral de ylang-ylang
* 2 ml de glicerina vegetal
* 2 ml de aceites esenciales de cítricos biológicos (bergamota, mandarina, pomelo)
* 8 gotas de extracto de semillas de pomelo biológico

En un frasco desinfectado con alcohol de farmacia, añadir el agua floral de ylang-ylang y la glicerina vegetal, en la que se habrán diluido los aceites esenciales de cítricos.

Añadir el extracto de semillas de pomelo biológico para conservarlo durante un mes en un lugar fresco.

Después del champú y sobre el cabello húmedo, vaporizar esta loción a lo largo del cabello y secar al aire libre.

Recordatorio: los aceites esenciales de cítricos son fotosensibilizantes; evitar la exposición al sol después de la aplicación.

> *Aclaración sobre el aceite esencial de pomelo: se utiliza mucho para los tratamientos capilares y ayuda a ralentizar la caída del cabello al tiempo que aporta vigor y brillo.*

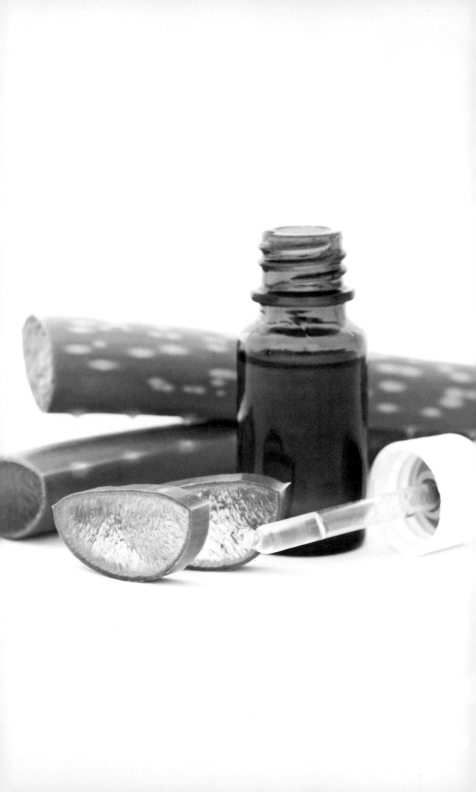

# Loción anticaspa con aloe vera

Anticaspa

## Ingredientes (para 50 ml)

- 30 ml de infusión de tomillo o de romero
- 10 ml de zumo de aloe vera
- 10 ml de agua floral del árbol del té
- 10 gotas de extracto de semillas de pomelo biológico

Preparar la infusión de tomillo o de romero con 50 g de plantas secas y 50 ml de agua de manantial (ver página 13).

En un frasco desinfectado con alcohol de farmacia, añadir la infusión enfriada, el agua floral, el aloe vera y el extracto de semillas de pomelo. Agitar el preparado.

Con cuidado, aplicar esta loción sobre el cuero cabelludo después del champú. Secar al aire libre. Durante el tratamiento, utilizarla todos los días durante al menos 3 semanas, hasta que se advierta una mejora.

Conservación: 1 mes en un lugar fresco.

*Aclaración sobre el aloe vera: es una de las plantas medicinales más antiguas y se utiliza para los tratamientos capilares en caso de picores, caspa o caída del cabello. Sus virtudes suavizantes y cicatrizantes hacen de ella un tratamiento útil no solo para el cabello, sino también para la piel.*

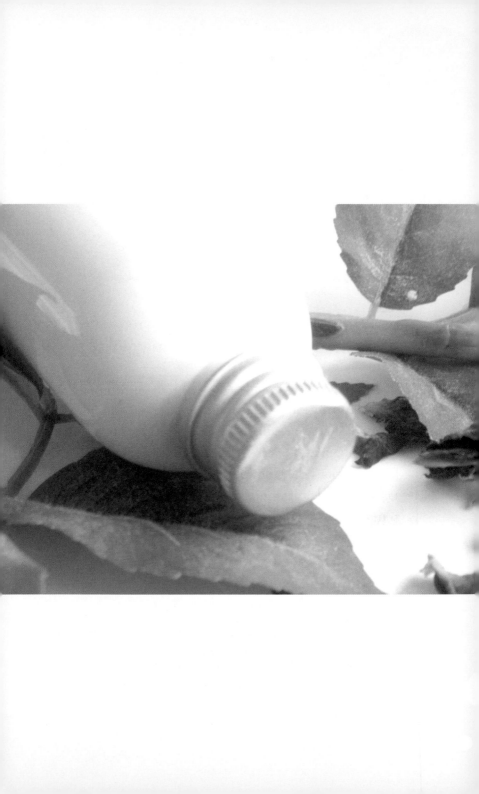

# Perfume con sándalo y rosa

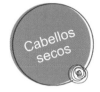

Cabellos secos

## Ingredientes (para 100 ml)

- 100 ml de agua floral de rosa de Damasco
- 10 gotas de aceite esencial de sándalo
- 1 ml de aceite de argán
- 20 gotas de extracto de semillas de pomelo biológico (conservante)

En un frasco de espray desinfectado con alcohol de farmacia, verter el agua floral de rosa y el conservante.

Mezclar el aceite esencial y el aceite de argán; después verter la mezcla en el frasco.

Agitar el frasco antes de cada uso y vaporizar esta loción perfumadora sobre el cabello húmedo después del champú.

Se puede adaptar este tratamiento perfumador según las necesidades y el efecto que se quiera obtener; por ejemplo, se puede utilizar el agua floral de ylang-ylang y el aceite esencial de pomelo para obtener un efecto más brillante (tabla de la página 36).

Conservación: 1 mes en un lugar fresco.

*Aclaración sobre el aceite esencial de sándalo* (Santalum album): *antiséptico, este aceite originario de Nepal se utiliza para las pieles irritadas y desarrolla un perfume excepcional que combina de maravilla con la rosa.*

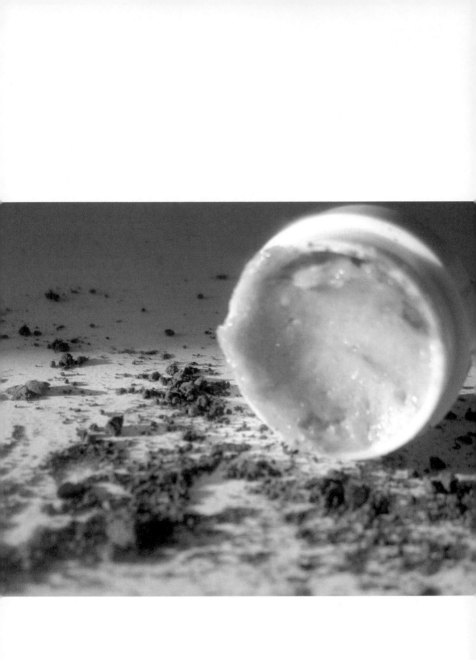

# Bálsamo batido con cacao

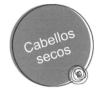

Cabellos secos

## Ingredientes (para 100 ml)

- 40 g de manteca de cacao
- 10 g de manteca de karité
- 20 ml de aceite de coco
- 30 ml de aceite de camelia
- 20 gotas de aceite esencial especial brillo (ylang-ylang o citronela)

En un recipiente desinfectado, fundir los aceites y las mantecas vegetales removiendo suavemente.

Retirar del fuego y dejar que se entibie de 20 a 30 minutos; después colocar el recipiente en un lugar fresco.

Al cabo de unos minutos, cuando los bordes se empiecen a endurecer, sacar el recipiente y batir los aceites con la batidora (velocidad 1) durante 2 o 3 minutos.

Volver a colocar el recipiente en un lugar fresco y esperar a que los bordes se vuelvan a endurecer; después batir la mezcla hasta que esté cremosa. Si es necesario, volver a realizar la operación una tercera vez. Por último, añadir el aceite esencial.

Utilización: como mascarilla capilar durante 30 m.

Conservación: 6 meses en un lugar fresco dentro de un tarro de cristal.

*Aclaración sobre la manteca de cacao* (Theobroma cacao L.): *rica en polifenoles (antioxidantes que ayudan a la síntesis del colágeno) y en vitamina E, este producto antiinflamatorio, cicatrizante y reparador es ideal para los cabellos secos o encrespados.*

# Jabón ecológico

## Mis diez pequeños consejos

- Evita los champús y los geles de ducha debido a los tensioactivos que contienen.
- Lávate las manos varias veces al día.
- Prefiere los jabones artesanales etiquetados como biológicos con glicerina o supergrasos.
- Utiliza agua de manantial (o filtrada), especialmente para el rostro.
- Opta por un jabón cuyo pH sea de 4 o 5; los jabones alcalinos no están adaptados.
- No elijas jabones colorados con dióxido de titanio y con colorantes sintéticos.
- Evita los jabones perfumados con perfumes sintéticos.
- Cambia con frecuencia los aceites esenciales si los integras en tus creaciones «jabonosas».
- Fabrica tus jabones como un(a) profesional, pero asiste a un curso de jabonería si quieres lanzarte a la saponificación en frío.
- Haz tus jabones a medida con los aceites esenciales para aprovechar sus virtudes y su perfume 100% natural.

## Mis gestos de belleza diarios

- Un jabón adaptado a mi pH y a mi tipo de piel.
- Una limpieza diaria.

**Nuestras plantas amigas que hacen espuma**: saponaria, kapoor kachli, nuez de lavado (reetha).

**Nuestros otros amigos**: rhassoul, jabón negro, jabón de Alepo.

**Mi trío ganador**: *melt and pour* (jabón con base de glicerina) biológico sin aceite de palma, ni SLS, ni EDTA; aceite esencial de lavanda; saponaria.

*Para realizar las siguientes recetas necesitarás moldes para jabón, reservados únicamente para este uso.*

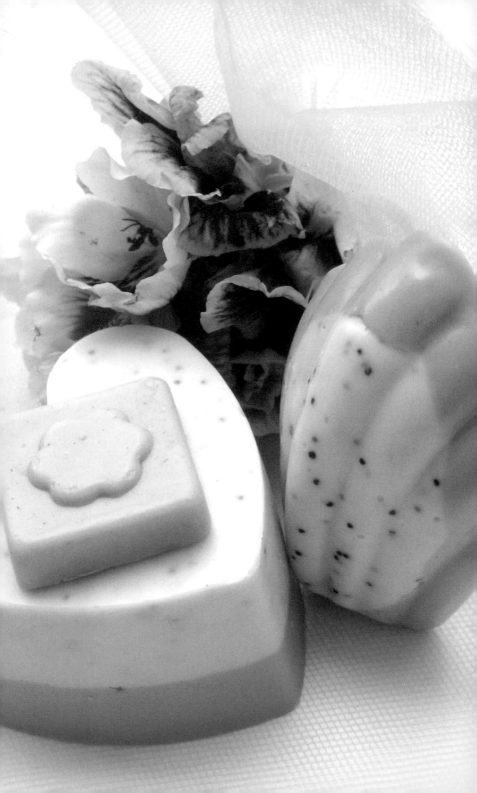

# Jabón supergraso con palo de rosa

Pieles
secas

## Ingredientes (para 150 g)

- 150 g de base de jabón para fundir biológico
- 1 g de arcilla rosa o violeta
- Agua de manantial o mineral
- 2 g de manteca de karité biológica
- 15 gotas de aceite esencial de palo de rosa

Cortar la base en varios trocitos y ponerlos en una cazuela desinfectada con alcohol de farmacia.

En un bote pequeño, preparar el color mezclando un poco de agua (aproximadamente 1 ml) con la arcilla. La mezcla tiene que estar más bien líquida y no pastosa.

Fundir el jabón al baño María con el karité y la arcilla. Fuera del fuego, añadir 15 gotas de aceite esencial y verter inmediatamente el preparado en el molde. Si el jabón se endurece con demasiada rapidez, volver a ponerlo al baño María.

Dejar que el preparado se endurezca en un lugar fresco y desmoldar el jabón después de 10 o 20 minutos. Dejarlo secar por lo menos 24 horas antes de utilizarlo.

*Aclaración sobre el aceite esencial de palo de rosa* (Aniba rosaeodora): *tiene la reputación de ser rejuvenecedor por su efecto regenerador sobre los tejidos cutáneos. Su agradable perfume fresco y arbolado calma y relaja.*

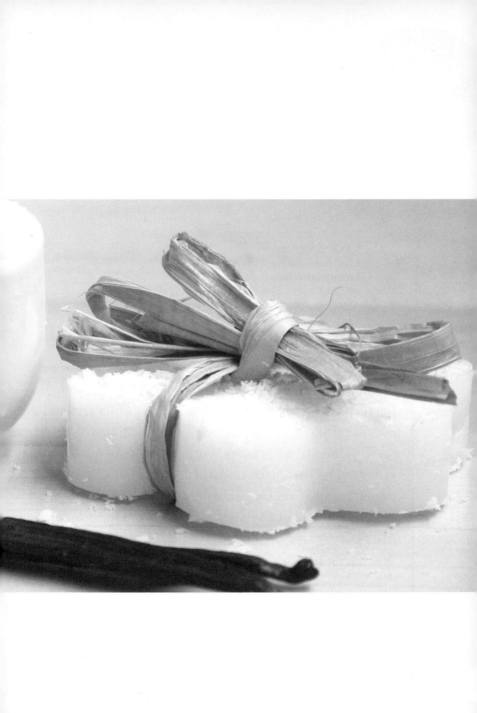

# Exfoliante con vainilla y coco

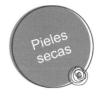

Pieles secas

## Ingredientes (para 150 g)

- 150 g de base de jabón para fundir biológico
- 1 ml de macerado de vainilla
- 1 ml de crema de coco biológica (o leche en su defecto)
- 5 g de coco en polvo
- 2 g de vainilla en polvo
- 10 gotas de aceite esencial de ylang-ylang

Cortar la base en varios trocitos y ponerlos en una cazuela desinfectada con alcohol de farmacia.

Fundir el jabón al baño María con el macerado y la crema. Fuera del fuego, añadir 10 gotas de aceite esencial.

Esperar a que el jabón se cuaje ligeramente antes de incorporar los polvos de coco y de vainilla; luego verter el preparado en el molde. Si el jabón se endurece con demasiada rapidez, volver a ponerlo al baño María.

Dejar que el preparado se endurezca en un lugar fresco y desmoldar el jabón después de 10 o 20 minutos. Dejarlo secar por lo menos 24 horas antes de utilizarlo.

*Aclaración sobre el aceite esencial de ylang-ylang* (Cananga odorata): *regulariza el sebo, regenera las pieles arrugadas y calma las pieles sensibles gracias a sus virtudes cicatrizantes.*

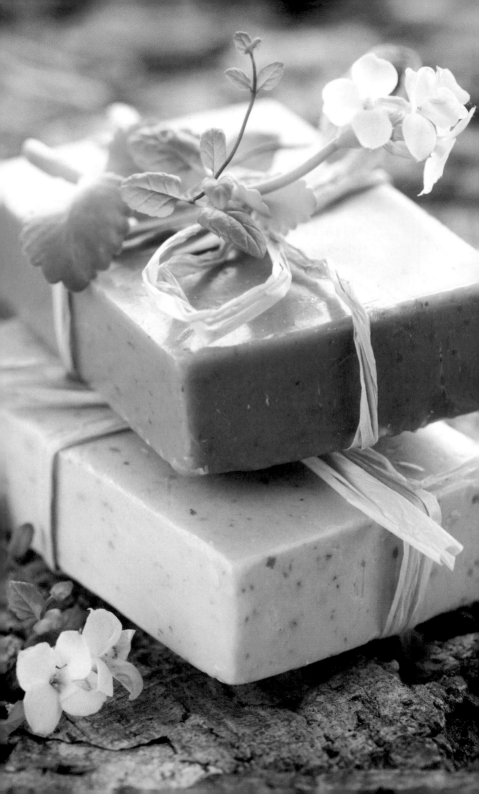

# Jabón ecológico

## Antiséptico con aromas

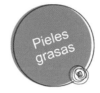

Pieles grasas

### Ingredientes (para 150 g)

- 150 g de base de jabón para fundir biológico
- Agua de manantial
- 3 pistilos de azafrán (en su defecto, flores de cártamo)
- 3 gotas de aceite esencial de romero verbenona, 5 de albahaca y 3 de menta picante

Cortar la base en varios trocitos y desinfectar el material con alcohol de farmacia.

En un bote pequeño, preparar el color mezclando el azafrán con un poco de agua de manantial.

En un bol, fundir el jabón al baño María con el color.

Fuera del fuego, añadir los aceites esenciales. Verter el jabón en el molde. Si se endurece demasiado deprisa, volver a ponerlo al baño María.

Dejar que el preparado se endurezca en un lugar fresco y desmoldar el jabón después de 10 o 20 minutos. Dejarlo secar por lo menos 24 horas antes de utilizarlo.

*Aclaración sobre el aceite esencial de romero verbenona (Rosmarinus officinalis s.b. verbenona): es un antibacteriano excepcional, muy utilizado para los tratamientos de la piel.*

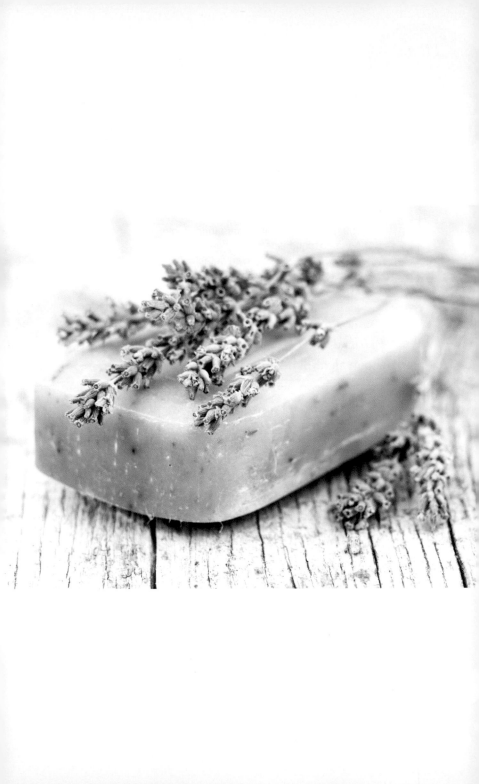

# Jabón ecológico

## Provenzal con aceite de oliva y lavanda

Pieles grasas

### Ingredientes (para 150 g)

- 150 g de base de jabón para fundir biológico
- 1 ml de aceite de oliva biológico
- 10 gotas de aceite esencial de lavanda fina biológica
- Flores de lavanda secas

Cortar la base en varios trocitos y ponerlos en una cazuela desinfectada con alcohol de farmacia.

Fundir el jabón al baño María con el aceite de oliva. Fuera del fuego, añadir el aceite esencial.

Esperar a que el jabón se cuaje ligeramente antes de incorporar las flores de lavanda; después verter el preparado en el molde. Si el jabón se endurece demasiado rápidamente, volver a ponerlo al baño María.

Dejar que el preparado se endurezca en un lugar fresco y desmoldar el jabón después de 10 o 20 minutos. Dejarlo secar por lo menos 24 horas antes de utilizarlo.

*Aclaración sobre el aceite esencial de lavanda fina o común* (Lavandula angustifolia): *regula el sebo y se utiliza para tratar las alergias cutáneas y el eczema.*

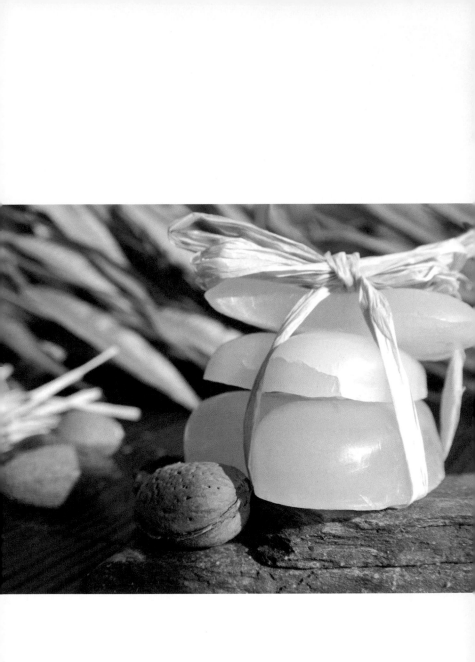

# Muy suave con miel de almendra para bebés

Todas las pieles

## Ingredientes (para 150 g)

- 150 g de base de jabón para fundir biológico
- ½ cucharadita de miel sin calentar biológica
- 1 ml de leche de almendra biológica
- 1 ml de macerado con caléndula

Cortar la base en varios trocitos y ponerlos en una cazuela desinfectada con alcohol de farmacia.

Fundir el jabón al baño María. Fuera del fuego, añadir la leche, la miel con el macerado y verter inmediatamente el preparado en el molde. Si el jabón se endurece con demasiada rapidez, volver a ponerlo al baño María.

Dejar que el preparado se endurezca en un lugar fresco y desmoldar el jabón después de 10 o 20 minutos. Dejarlo secar por lo menos 24 horas antes de utilizarlo.

*Aclaración sobre la caléndula (flor maravilla): reparadora.
Se recomienda no solo para las pieles irritadas,
sino también en caso de quemaduras o de
inflamación, gracias a su acción cicatrizante.*

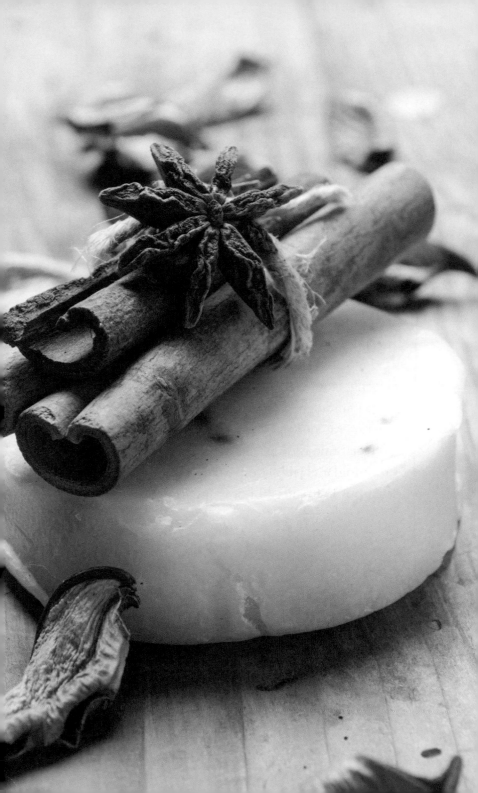

## Jabón ecológico

# Para después del afeitado, con especias del mundo

Todas las pieles

## Ingredientes (para 150 g)

- 150 g de base de jabón para fundir biológico
- ½ cucharadita de especias a elegir: curry, 4 especias, anís estrellado...
- 10 gotas de aceite esencial de naranja

◎ Cortar la base en varios trocitos y ponerlos en una cazuela desinfectada con alcohol de farmacia.

◎ Fundir el jabón al baño María. Fuera del fuego, añadir las especias y el aceite esencial, y verter inmediatamente el preparado en el molde. Si el jabón se endurece con demasiada rapidez, volver a ponerlo al baño María.

◎ Dejar que el preparado se endurezca en un lugar fresco y desmoldar el jabón después de 10 o 20 minutos. Dejarlo secar por lo menos 24 horas antes de utilizarlo.

*Aclaración sobre el aceite esencial de naranja* (Citrus sinensis): *antiséptico y sedativo, este aceite desarrolla un perfume que casa muy bien con las especias. Como todos los cítricos, es fotosensibilizante; por lo tanto, evitar utilizarlo en caso de exposición al sol.*

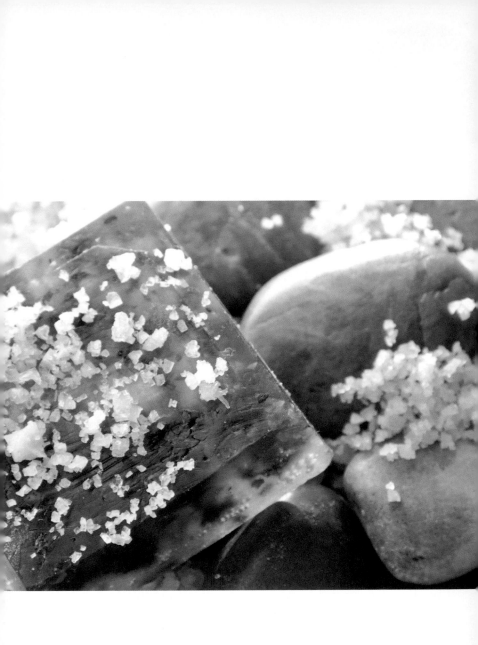

# Vivificante con algas

Todas las pieles

## Ingredientes (para 150 g)

- 150 g de base de jabón para fundir biológico
- 2 g de espirulina en polvo
- 2 g de lithothamne en polvo
- 1 cucharadita de algas secas (wakame, kombu, fucus...)
- 6 gotas de aceite esencial de hinojo marino

Cortar la base en varios trocitos y ponerlos en una cazuela desinfectada con alcohol de farmacia.

Fundir el jabón al baño María. Fuera del fuego, añadir las algas y el aceite esencial; después verterlo todo inmediatamente en el molde. Para obtener un efecto exfoliante, añadir sal gruesa antes de colorar el jabón.

Dejar que el preparado se endurezca en un lugar fresco y desmoldar el jabón transcurridos 10 o 20 minutos. Dejarlo secar por lo menos 24 horas antes de utilizarlo.

*Aclaración sobre el aceite esencial de hinojo marino* (Crithmum maritimum): *sus propiedades drenantes y depurativas se utilizan en muchos tratamientos para adelgazar.*

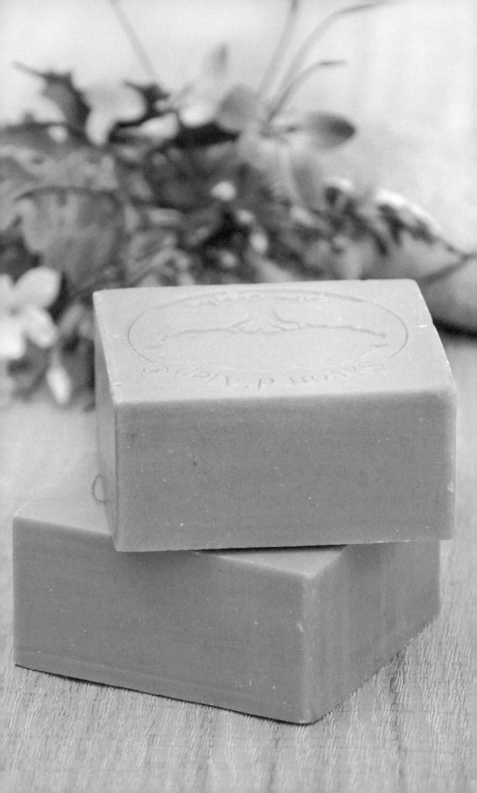

# Familiar de Alepo

Todas las pieles

## Ingredientes (para 150 g)

- 150 g de base de jabón para fundir biológico
- 1 ml de aceite de bayas de laurel
- 10 gotas de aceite esencial de laurel noble

Cortar la base en varios trocitos y ponerlos en una cazuela desinfectada con alcohol de farmacia.

Fundir el jabón al baño María con el aceite de bayas de laurel. Fuera del fuego, añadir el aceite esencial, y verter inmediatamente el preparado en el molde. Si el jabón se endurece demasiado deprisa, volver a ponerlo al baño María.

Dejar que el preparado se endurezca en un lugar fresco y desmoldar el jabón después de 10 o 20 minutos. Dejarlo secar por lo menos 24 horas antes de utilizarlo.

---

*Aclaración sobre el aceite esencial de laurel noble* (Laurus nobilis): *potente antiinfeccioso, ya que es rico en óxidos terpénicos. Regula la producción de sebo y se utiliza en caso de infecciones cutáneas.*

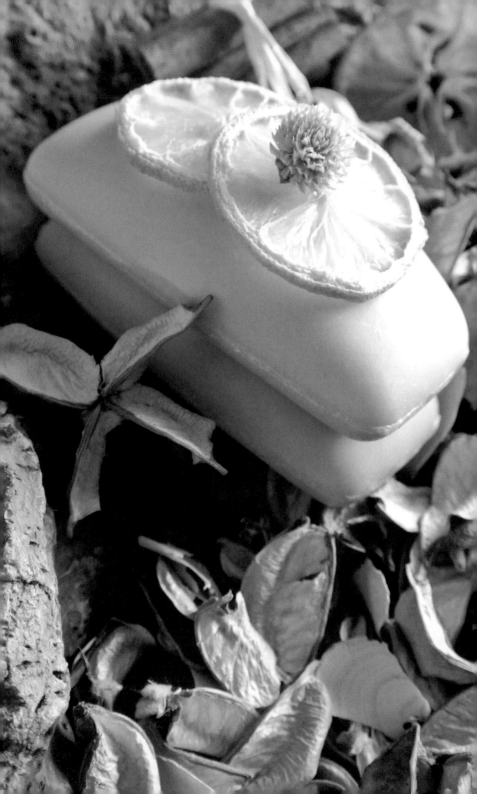

# Purificante con bergamota

Antiacné

## Ingredientes (para 150 g)

- 150 g de base de jabón para fundir biológico
- 5 g de limón en polvo
- 12 gotas de aceite esencial de bergamota

Cortar la base en varios trocitos y ponerlos en una cazuela desinfectada con alcohol de farmacia.

Fundir el jabón al baño María. Fuera del fuego, añadir el polvo de limón y el aceite esencial; después verter inmediatamente el preparado en el molde. Si el jabón se endurece con demasiada rapidez, volver a ponerlo al baño María.

Dejar que el preparado se endurezca en un lugar fresco y desmoldar el jabón después de 10 o 20 minutos. Dejarlo secar por lo menos 24 horas antes de utilizarlo.

*Aclaración sobre el aceite esencial de bergamota (Citrus bergamis). purificante y antiséptico, se aconseja en caso de acné y para ciertas enfermedades de la piel. Como todos los cítricos, es fotosensibilizante; por lo tanto, evitar su utilización en caso de exposición al sol.*

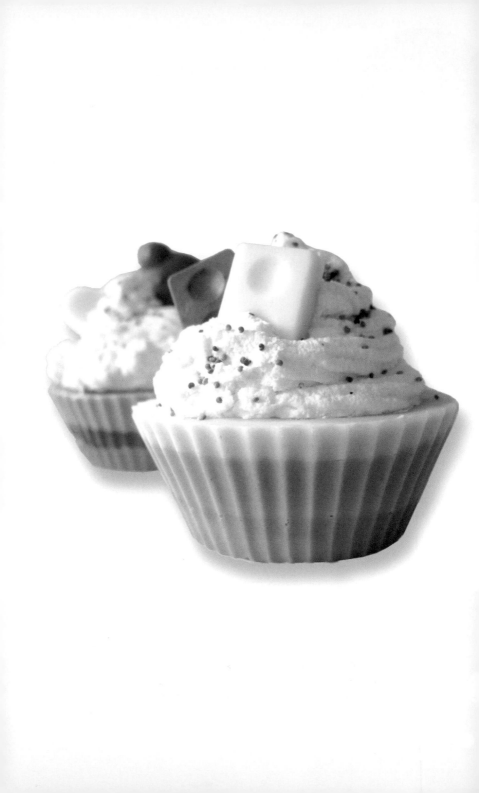

# Cremoso goloso

Todas las pieles

## Ingredientes (para 100 g)

- 80 g de base de jabón para fundir biológico
- 10 ml de aceite de coco
- 2 g de manteca de cacao biológica
- 25 ml de gel de ducha biológico sin perfume
- 15 gotas de aceite esencial de menta verde

Cortar la base en varios trocitos y ponerlos en una cazuela desinfectada con alcohol de farmacia. Fundir el jabón al baño María con el aceite y la manteca de cacao.

Dejar que se enfríe; después verter el gel de ducha a chorritos sin dejar de batir, además del aceite de menta. Poner el preparado en un lugar fresco durante 5 minutos; después batirlo otra vez hasta obtener una textura cremosa.

Volver a poner el preparado en un lugar fresco durante 5 minutos; a continuación batirlo una vez más. La textura tiene que estar un poco más firme.

Conservar la crema de jabón en un bote desinfectado con alcohol de farmacia o utilizarla para confeccionar jabones al estilo *cupcake* con un molde hexagonal.

Hay que utilizarlo en el plazo de 3 meses.

*Aclaración sobre el aceite esencial de menta verde* (Mentha spicata): *es refrescante. Estimula los sentidos gracias a su potente perfume.*

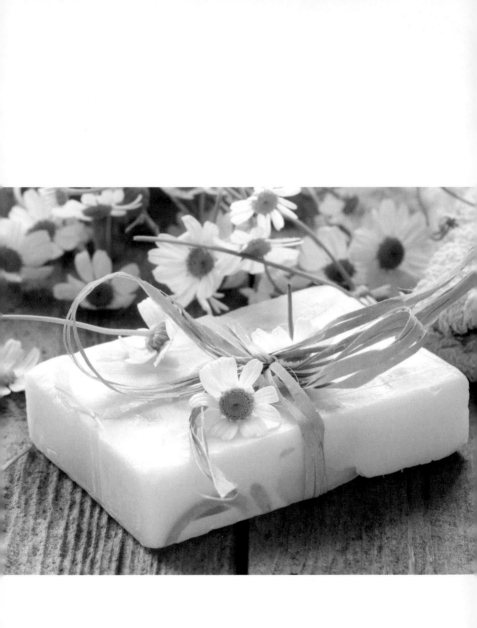

# Calmante con manzanilla

Todas las pieles

## Ingredientes (para 150 g)

- 150 g de base de jabón para fundir biológico
- 1 ml de aceite de germen de trigo
- 10 gotas de aceite esencial de manzanilla romana o alemana

◉ Cortar la base en varios trocitos y ponerlos en una cazuela desinfectada con alcohol de farmacia.

◉ Fundir el jabón al baño María con el aceite de germen de trigo. Fuera del fuego, añadir el aceite esencial y verter inmediatamente el preparado en el molde. Si el jabón se endurece demasiado rápido, volver a ponerlo al baño María.

◉ Dejar que el preparado se endurezca en un lugar fresco y desmoldar el jabón después de 10 o 20 minutos. Dejarlo secar por lo menos durante 24 horas antes de utilizarlo.

*Aclaración sobre el aceite esencial de manzanilla alemana (Matricaria recutita): antiinflamatorio y cicatrizante. Calma las irritaciones de la piel y se utiliza en caso de dermatosis o alergias cutáneas.*

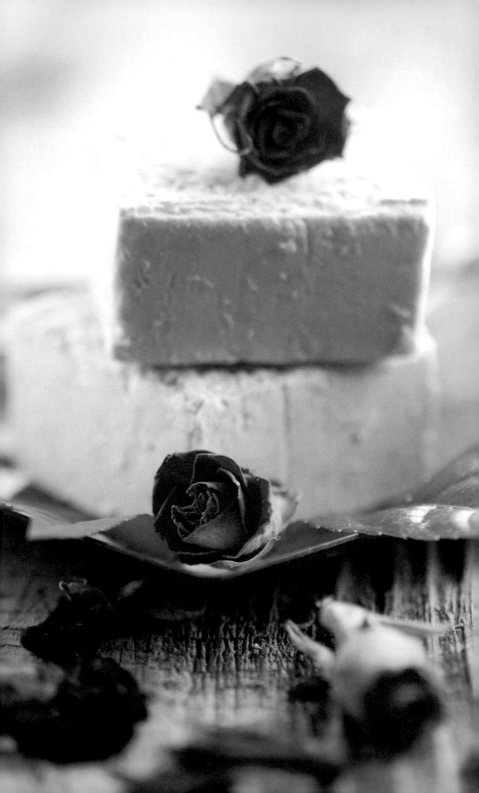

# Femenino con toques florales

Todas las pieles

## Ingredientes (para 150 g)

- 150 g de base de jabón para fundir biológico
- 1 ml de aceite de rosa mosqueta
- 2 gotas de aceite esencial de rosa
- 2 gotas de aceite esencial de magnolia
- Capullos de rosa seca

Cortar la base en varios trocitos y ponerlos en una cazuela desinfectada con alcohol de farmacia.

Fundir el jabón al baño María con el aceite de rosa mosqueta. Fuera del fuego, añadir los aceites esenciales.

Esperar a que el jabón se cuaje ligeramente antes de incorporar los capullos de rosa; después verter el preparado en el molde. Si el jabón se endurece con demasiada rapidez, volver a ponerlo al baño María.

Dejar que el preparado se endurezca en un lugar fresco y desmoldar el jabón después de 10 o 20 minutos. Dejarlo secar por lo menos durante 24 horas antes de utilizarlo.

*Aclaración sobre el aceite de rosa mosqueta (Rosa eglanteria): la rosa mosqueta es un arbusto originario de Chile y Argentina, y sus granos dan un aceite muy buscado por sus cualidades cicatrizantes y regenerativas. Es el tratamiento ideal para las pieles maduras y sin vida.*

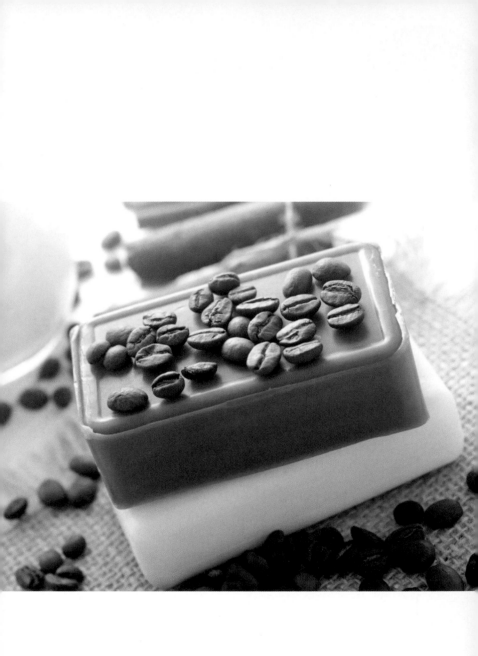

# Antiadiposidades con café verde

Todas las pieles

## Ingredientes (para 150 g)

- 150 g de base de jabón para fundir biológico
- 1 ml de aceite de café verde
- 1 ml de café fuerte
- Granos de café molidos

Cortar la base en varios trocitos y ponerlos en una cazuela desinfectada con alcohol de farmacia.

Fundir el jabón al baño María con el aceite de café verde. Fuera del fuego, añadir el café fuerte.

Esperar a que el jabón se cuaje ligeramente antes de incorporar los granos de café; después verter el preparado en el molde. Si el jabón se endurece demasiado deprisa, volver a ponerlo al baño María.

Dejar que el preparado se endurezca en un lugar fresco y desmoldar el jabón después de 10 o 20 minutos. Dejarlo secar por lo menos 24 horas antes de utilizarlo.

*Aclaración sobre el aceite de café verde: resultante del café sin tostar, este aceite rico en cafestol tiene una acción suavizante, hidratante y estimulante.*

133

# Maquillaje

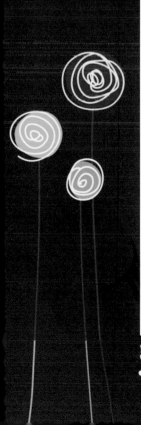

## Mis diez pequeños consejos

◆ Evita las bases de maquillaje industriales. Opta por maquillajes etiquetados como biológicos o caseros.

◆ No te maquilles todos los días; la piel necesita respirar.

◆ Desmaquíllate cuidadosamente todas las noches, o límpiate el rostro si no llevas maquillaje.

◆ Hidrata regularmente los labios.

◆ Asiste a un curso de maquillaje para evitar errores y conocer todos los trucos para camuflar los pequeños defectos.

◆ No te hagas un maquillaje permanente; los pigmentos utilizados no son inofensivos.

◆ Aclara sistemáticamente el rostro después de desmaquillarlo.

◆ Selecciona con mucho cuidado el desmaquillante y opta por el algodón biológico sin cloro.

◆ Elige los *gloss* o las barras de labios sin componentes dudosos, ya que sea cual sea el producto (bálsamo protector, *gloss* o barra de labios), ¡lo ingieres!

◆ Hazte tú misma(o) tu maquillaje con pigmentos naturales y plantas tintóreas.

## Mis gestos de belleza diarios

- ◆ Un maquillaje muy ligero por el día y más marcado por la noche.
- ◆ Un desmaquillaje profundo y completo todas las noches.
- ◆ Un tratamiento diario para los labios, con color o no.

**Nuestras plantas amigas:** todas las plantas tintóreas.

**Nuestros aceites amigos:** coco, argán, almendra dulce.

**Nuestras frutas amigas:** todas las frutas rojas.

**Mi trío ganador:** mantecas vegetales, cera de abeja, aguas florales.

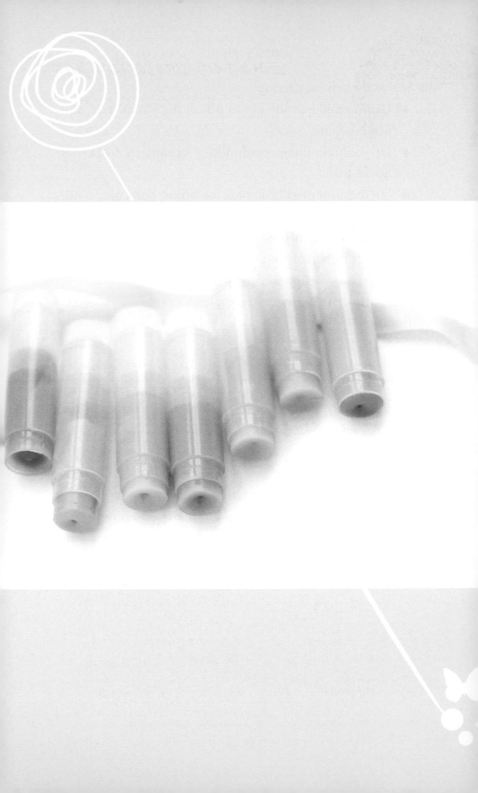

# Bálsamo protector para labios con cera de abeja

## Ingredientes (para 10 g)

- 0,5 g de cera de carnauba
- 1 g de cera de abeja biológica
- 2,5 g de manteca de karité biológica
- 6 ml de aceite vegetal de argán
- 2 gotas de aceite esencial de zanahoria
- 2 gotas de aceite esencial de lavanda

◎ Mezclar los pigmentos en un mortero.

◎ En un recipiente, fundir al baño María la manteca de karité, las ceras y el aceite.

◎ Retirar el recipiente del baño María; luego añadir rápidamente el resto de los ingredientes uno por uno, mezclando cada vez que se añada uno para obtener un color homogéneo. Si el preparado se endurece con demasiada rapidez, volver a calentarlo al baño María.

◎ Después, verter muy rápidamente en el cuenco el preparado, aún caliente y líquido. Dejar que se endurezca en un lugar fresco o a temperatura ambiente.

◎ Conservación: 3 meses en un lugar protegido de la luz y del calor. Aplicar con un pincel para labios.

Aclaración sobre la cera de carnauba: extracto de una palmera originaria de Brasil, se utiliza principalmente en los productos de maquillaje. Permite endurecer el bálsamo para los labios.

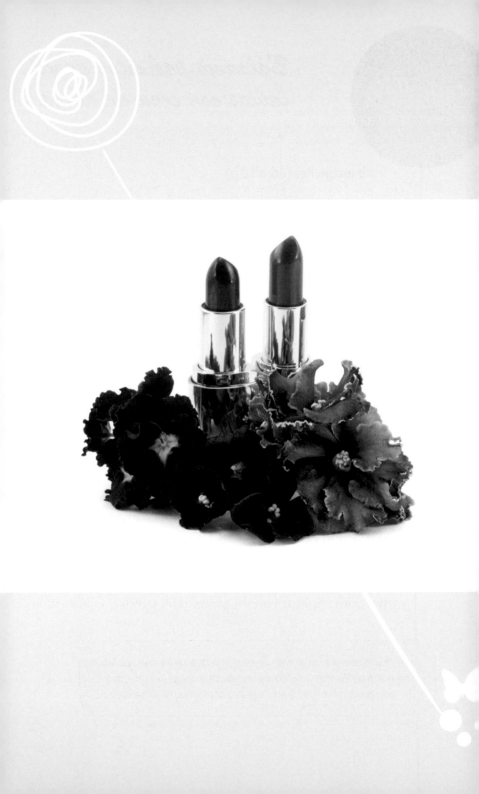

# Barra de labios hidratante con argán y neroli

## Ingredientes (para 10 g)

- 0,7 g de cera de carnauba
- 1 g de cera de abeja biológica
- 2,5 g de manteca de karité biológico
- 6 g de macerado de achiote
- Pigmentos a elegir (ocres y óxidos de hierro)
- 1 gota de aceite esencial de neroli (o petitgrain de naranja amarga en su defecto)

◉ Preparar el macerado de achiote con un 10% en un aceite vegetal (ver página 13).

◉ Mezclar los pigmentos en un mortero.

◉ En un recipiente, fundir al baño María la manteca de karité, las ceras y el aceite.

◉ Retirar del fuego; luego añadir rápidamente el resto de los ingredientes uno por uno, mezclando cada vez que se añada uno. Si el preparado se endurece demasiado deprisa, volver a calentarlo al baño María.

◉ Después, verter muy rápidamente el preparado, aún caliente y líquido, en el cuenco previsto. Dejar que se endurezca en un lugar fresco o a temperatura ambiente.

Conservación: 3 meses en un lugar protegido de la luz y del calor.

Esta barra de labios rica en manteca de karité es hidratante y nutritiva. El aceite esencial de neroli, apropiado para las pieles secas, aporta un toque perfumado muy femenino.

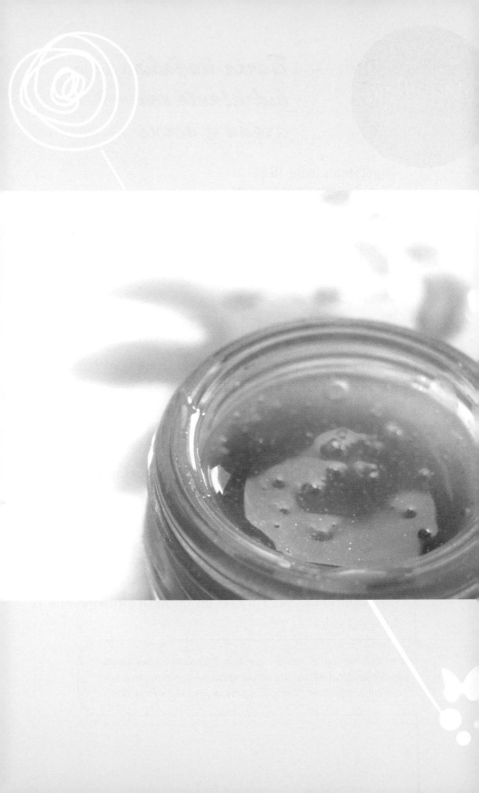

# Toque brillante para labios con mimosa

## Ingredientes (para 10 ml)

- 10 ml de aceite de sésamo
- 0,5 g de cera de abeja
- Pigmentos a elegir (ocres y óxidos de hierro)
- 1 gota de absoluto de mimosa

◎ En un bol, calentar el aceite y la cera.

◎ Cuando la cera esté totalmente fundida, poner el bol en un recipiente de agua fría y mezclar rápidamente durante unos segundos, hasta que la mezcla se vuelva lisa y untuosa. La mezcla no tiene que cuajarse.

◎ Retirar inmediatamente el bol del agua fría y continuar mezclando durante 1 minuto.

◎ Añadir el absoluto de mimosa y los pigmentos. Ponerlo en un tarro.

Conservación: 3 meses.

Este tratamiento hidrata y hace brillar los labios. Posee un ligero filtro anti-UV gracias al aceite de sésamo. El perfume dulce y delicado de la mimosa aporta un toque meloso y floral.

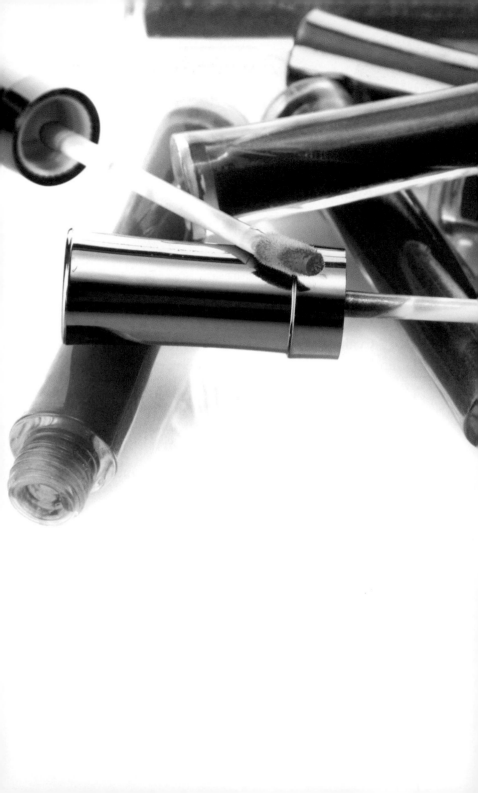

# Gloss brillante efímero

## Ingredientes (para 12 ml)

- 2 g de manteca de karité biológica
- 4 g de lecitina de soja
- 6 ml de aceite de avellana biológica
- 0,8 g de cera de abeja
- Pigmentos y micas a elegir
- Opcional: 2 gotas de aceite esencial a elegir

◎ Preparar el color mezclando los pigmentos seleccionados en un bol. Apartar.

◎ Verter el aceite de avellana y la lecitina en un bol de acero inoxidable o de cristal; después añadir la cera y la manteca de karité.

◎ Poner a fundir al baño María. Mezclar. Dejar enfriar. Añadir los colores y el aceite esencial.

◎ Verter el *gloss* en un frasco con pincel.

◎ Aplicación: con un pincel, una capa espesa. Para un mejor mantenimiento, evitar pellizcarse los labios.

Conservación: 3 meses.

Este gloss *efímero no contiene ni acetato de sacarosa ni lanolina. Está enriquecido con cera de abeja, que protege los labios y deja una ligera película al tiempo que fija el color.*

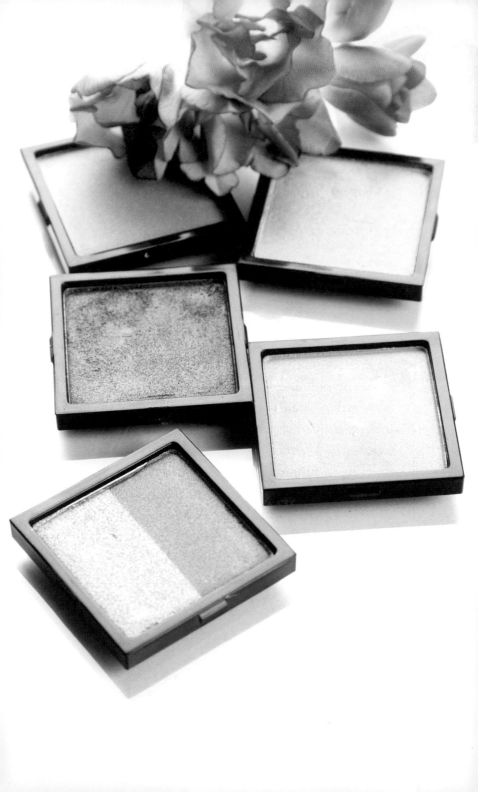

# Sombra de ojos compacta

## Ingredientes (para 5 g)

- 4 g de talco cosmético
- 8 gotas de aceite vegetal de cártamo biológico
- De 1 a 3 g de pigmentos a elegir (ocres y óxidos de hierro)
- 4 gotas de extracto de semillas de pomelo

◉ En un recipiente, trabajar los pigmentos durante unos minutos con la ayuda de una maza de mortero; luego añadir el talco. Mezclar.

◉ Verter el aceite y el extracto, que actúa como conservante, sobre los polvos; después mezclar rápidamente.

◉ Compactar los polvos en el cuenco con la ayuda de un cortapastas, apretándolo al máximo.

◉ Truco: para obtener un tono morado, utilizar 0,2 g de óxido azul, 0,4 g de arcilla blanca y 0,4 g de magnesio violeta. Se necesita aproximadamente de 2 a 4 g para rellenar un cuenco pequeño.

*Estas sombras con aceite de cártamo, rico en vitamina E natural, se utilizan sobre la piel humedecida para aumentar la adherencia de los polvos.*

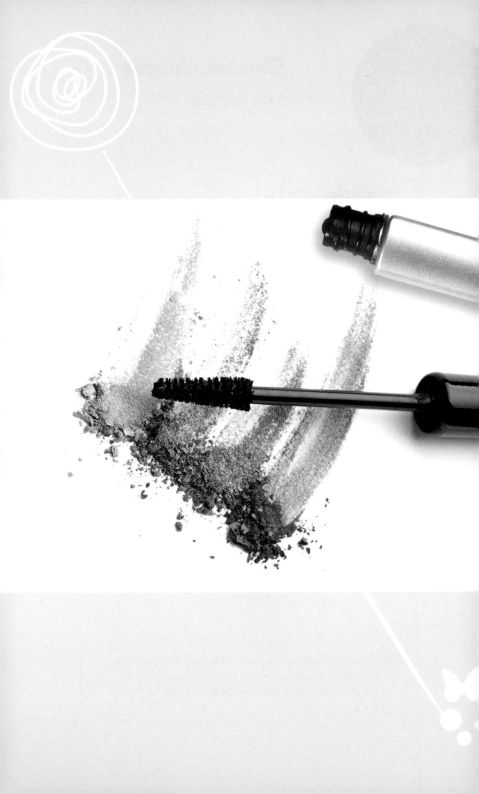

# Máscara fortificante con aceite de ricino

## Ingredientes (para 12 ml)

- 6 ml de aloe vera
- 2,40 g de cera de abeja biológica
- 0,20 g de cera de carnauba
- 5,50 ml de aceite vegetal (mitad de ricino, mitad de argán)
- De 1 a 3 g de arcilla verde
- 2 g de tierra negra en polvo
- 5 gotas de extracto de semillas de pomelo

◉ Poner el aceite y las ceras de abeja y de carnauba en un bol. En otro recipiente, verter el aloe vera.

◉ Al baño María, calentar separadamente las dos mezclas hasta los 71 °C (medirlo con un termómetro de cocina).

◉ Cuando estén a la misma temperatura, sacarlas y después verter el aloe vera en el aceite sin dejar de batir con la minibatidora. La mezcla se espesa y se hace homogénea.

◉ Añadir la tierra negra y el extracto de semillas de pomelo. Mezclar. Añadir la arcilla verde. Mezclar otra vez.

◉ Poner el preparado en un frasco con la ayuda de una pipeta.

Conservación: 3 meses.

*Esta máscara con aceite de ricino permite reforzar las pestañas. Para un mejor mantenimiento, aplicar dos capas sucesivas.*

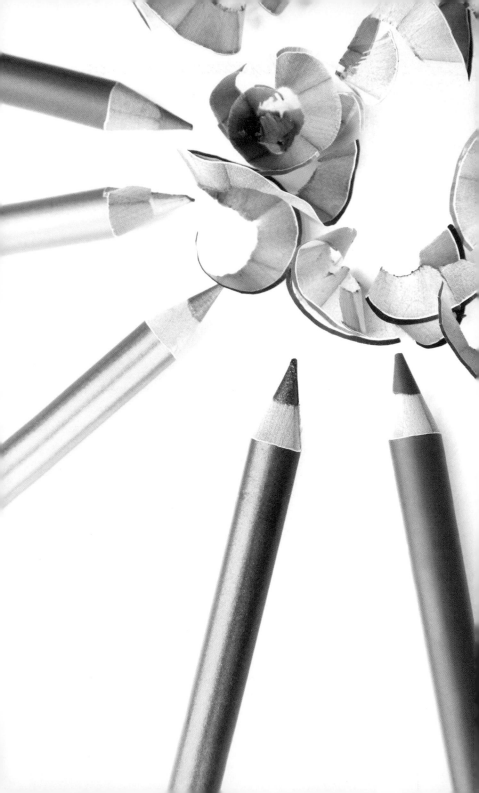

# Lápiz de terciopelo para ojos

## Ingredientes (para 1 lápiz)

- 1 g de manteca de cacao
- 1 g de cera de candelilla
- 1 ml de aceite de cártamo o de pepitas de uva biológicos
- 2 g de tierra negra natural u otros pigmentos

◎ En un tarro, fundir conjuntamente al baño María la manteca de cacao, la cera y el aceite.

◎ Fuera del fuego, añadir la tierra negra u otro pigmento a elegir (que previamente se habrá molido en un mortero); después mezclar para hacer el color homogéneo.

◎ Verter muy rápidamente la mezcla en un lápiz vacío. El preparado aún tiene que estar caliente y líquido.

◎ Dejar que se endurezca unos minutos en un lugar fresco y afilar el lápiz.

◎ Truco: también se puede verter la mezcla en una pajita cortada por la mitad a lo largo, dejar que se endurezca y desmoldar la barra. A continuación, introducirla en la cavidad del lápiz.

Conservación: 6 meses.

*Este lápiz con base de cera de candelilla, obtenida a partir de un arbusto de México conocido como* Euphorbia antisyphilitica, *se puede utilizar para los ojos, pero también para el contorno de los labios si se realiza con un pigmento como el ocre rojizo.*

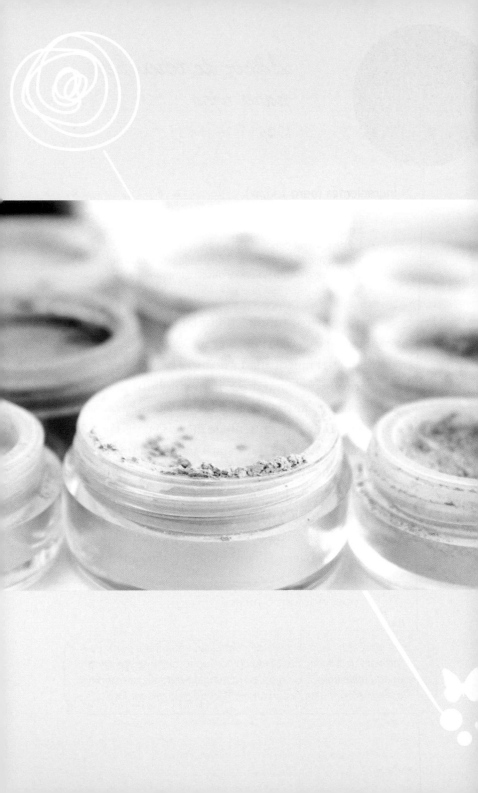

# Polvos sueltos para lograr un aspecto saludable

## Ingredientes (para 10 g)

- 2 g de arcilla rosa
- 2 g de sílice de bambú
- 5 g de talco natural
- De 2 a 5 pigmentos (ocre rojo y amarillo, polvo de castaña)
- 8 gotas de aceite esencial de geranio bourbon (conservante)

◉ En un recipiente, poner la arcilla, el talco y los pigmentos. Moler durante unos minutos en un mortero hasta que se obtenga el color.

◉ Añadir el aceite esencial y mezclar durante el tiempo suficiente para que los pigmentos se impregnen del aceite esencial de manera homogénea.

◉ Rellenar una polvera. Aplicar con una brocha o con un disco de maquillaje.

Conservación: 6 meses.

Este polvo suelto se utiliza sobre las mejillas para obtener un efecto antibrillo gracias a la sílice de bambú, un activo matificante vegetal y natural que también aporta un toque suave y sedoso.

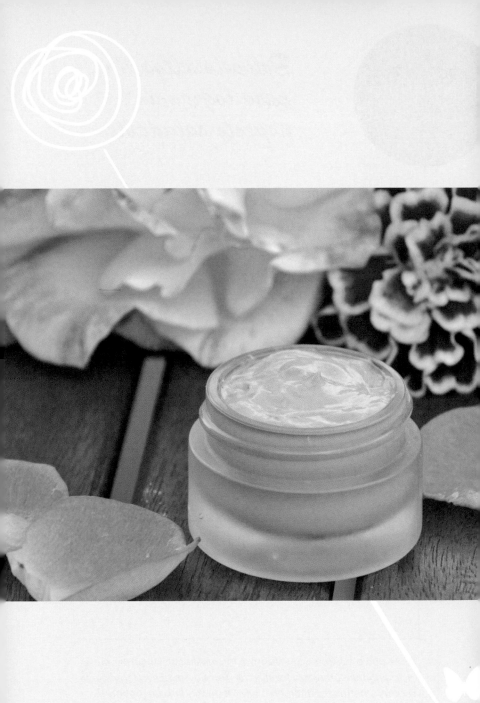

# Base de maquillaje con crema natural

## Ingredientes (para 50 ml)

- 60 ml de agua de manantial
- 35 ml de aceite vegetal
- 2 g de cera de abeja biológica
- 1 g de manteca de cacao biológica
- Pigmentos (ocre rojo/amarillo, polvo de castaña, tierra negra)
- 25 gotas de extracto de semillas de pomelo

◎ En un bol, verter el aceite, la manteca de cacao y la cera de abeja. En otro, verter el agua de manantial.

◎ Colocar los dos recipientes al baño María y esperar a que la temperatura alcance los 71 °C (medir con un termómetro de cocina).

◎ Cuando se haya alcanzado la temperatura, fuera del fuego verter el agua en el aceite a chorritos sin dejar de batir la mezcla con una minibatidora (o con un tenedor), describiendo círculos en el fondo del bol, durante 5 minutos.

◎ Añadir el conservante (extracto de semillas de pomelo) y los pigmentos molidos con la ayuda de un mortero. Ponerlo en un tarro.

Conservación: 1 mes en un lugar fresco.

Esta base de maquillaje aporta un tono luminoso y ligeramente bronceado, con un efecto natural. Para un resultado más cubierto, se puede añadir óxido de zinc a los otros pigmentos.

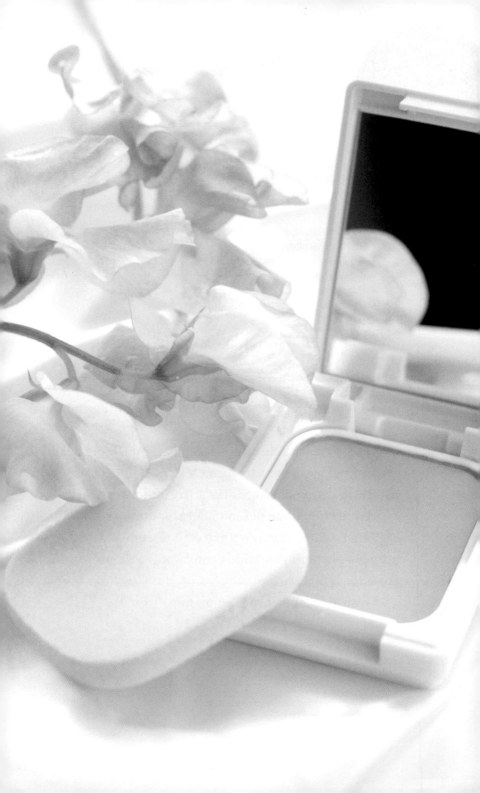

# Corrector compacto

## Ingredientes (para 100 ml)

- 35 ml de aceite de coco fraccionado
- 20 ml de aceite de almendra dulce
- 5 ml de aceite de ricino
- 1 ml de aceite de germen de trigo
- 2 ml de aceite de cártamo
- 3 g de cera de candelilla
- 5 g de cera de carnauba
- 2,5 g de manteca de karité
- 2,5 g de manteca de cacao
- De 3 a 10 g de pigmentos (ocre rojo y amarillo, polvo de castaña, óxido de zinc, tierra negra natural)
- 15 g de sílice vegetal
- 10 gotas de aceite esencial de geranio (conservante)

◉ Limpiar todo el material con alcohol de farmacia.

◉ Preparar el color con los pigmentos según la intensidad deseada, machacándolos durante mucho tiempo en un mortero para que desarrollen su color.

◉ Fundir todos los aceites vegetales, las mantecas y las ceras todo junto. Fuera del fuego, añadir la sílice vegetal y el conservante. Mezclar. Añadir el color y verter en un *stick* o un cuenco. Dejar que se endurezca.

Conservación: 3 meses.

Este corrector se aplica debajo de los ojos con el dedo, pero también se puede utilizar como base de maquillaje para cubrir. Extenderlo con una esponja para una mejor aplicación.

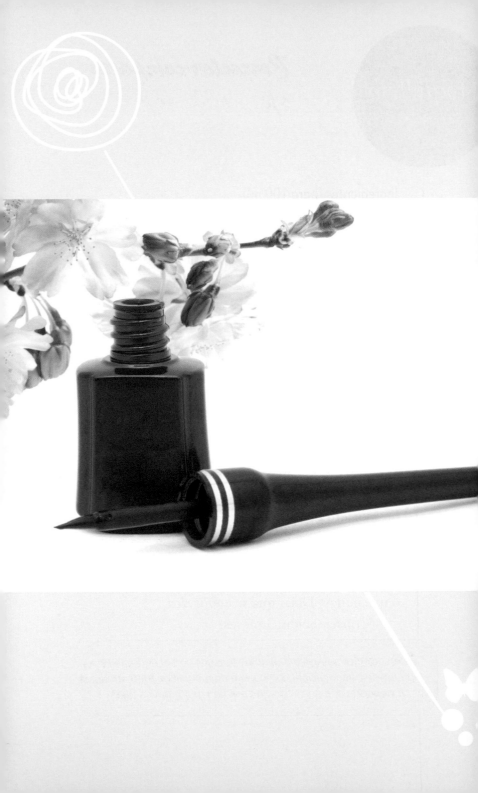

# Perfilador de ojos gelificado

## Ingredientes (para 10 ml)

- 8 ml de agua mineral
- 1,5 g de goma de acacia
- 0,1 g de cera de abeja
- 3 gotas de aceite vegetal
- 3 gotas de extracto de semillas de pomelo biológico
- 1 g de pigmento negro (tierra negra) u otro diluido en unas gotas de agua

◉ Para preparar el gel, verter 8 ml de agua en un recipiente; después añadir la goma de acacia. Agitar rápidamente.

◉ En otro recipiente, calentar al baño María la cera de abeja y el aceite.

◉ Una vez que esté fundida la cera, dejar el recipiente al baño María; después añadir el gel. Mezclar para hacerlo todo homogéneo.

◉ Fuera del fuego, añadir el color y el extracto de semillas de pomelo, mezclando bien entre cada añadido.

◉ Poner el preparado en un frasco con una pipeta.

Conservación: 1 mes.

*Este perfilador de ojos se puede utilizar en párpados sensibles y reactivos. Tener cuidado de dejar que se seque el producto antes de abrir el ojo para evitar eventuales marcas no deseadas.*

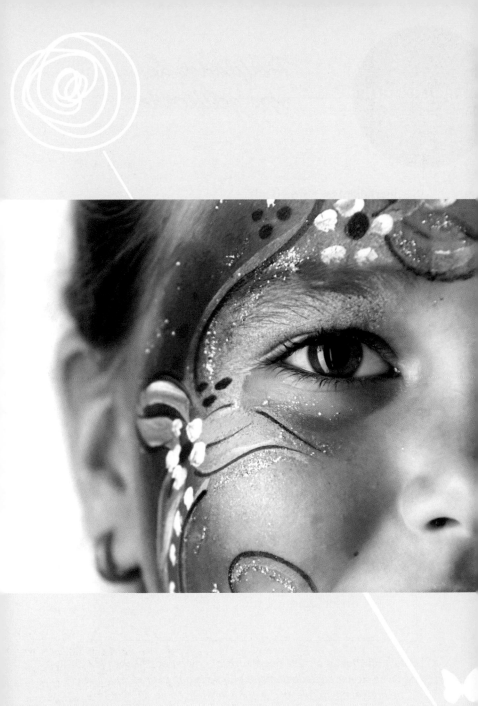

# Maquillaje de carnaval para niños

## Ingredientes

- 5 ml de manteca de cacao biológica
- 5 ml de aceite de coco
- ½ cucharadita de sílice de bambú
- De 1 a 2 g de pigmentos en polvo (ocres, tierras naturales, óxidos de hierro...)
- Opciones: 1 ml de aceite vegetal colorado (por ejemplo, espino amarillo, burutí o macerado de achiote para lograr un tinte anaranjado)

◉ En un bol desinfectado con alcohol de farmacia, reblandecer durante unos minutos la manteca de cacao y el aceite de coco al baño María.

◉ Añadir los pigmentos, la sílice de bambú y, en su caso, el aceite vegetal colorado. Aplastar con la parte posterior de una cuchara hasta que se forme una pasta homogénea.

◉ Ponerlo en un bote y guardarlo en un lugar fresco.

Conservación: 6 meses.

*Este maquillaje natural está especialmente concebido para las pieles más sensibles. Se aplica con un pincel o se extiende con los dedos, y se complementa con lápices y perfiladores de ojos.*

# CONCLUSIÓN

Por parte de la industria de la cosmética se siguen utilizando alegremente demasiados productos químicos peligrosos y tóxicos para nuestra salud y nuestro planeta, en los tratamientos de belleza, en los productos de higiene, en el maquillaje y en los perfumes. Diversos estudios han sacado a la luz su toxicidad. Según un instituto independiente, cerca de un 40% de estos productos contienen por lo menos un perturbador endocrino (sustancia que afecta a nuestro organismo y nuestras funciones vitales). En cambio, eso solamente ocurre en el 1,3% de los productos etiquetados como biológicos.

La industria cosmética forma parte de las cinco industrias más contaminantes. Tomar conciencia de esta nocividad y reforzar esta conciencia por medio de la investigación nos permitirá evolucionar en nuestros hábitos de consumo dictados por los publicistas y los medios de comunicación.

Según cuáles sean nuestros hábitos, estamos llevando a cabo la elección de preservar o no la

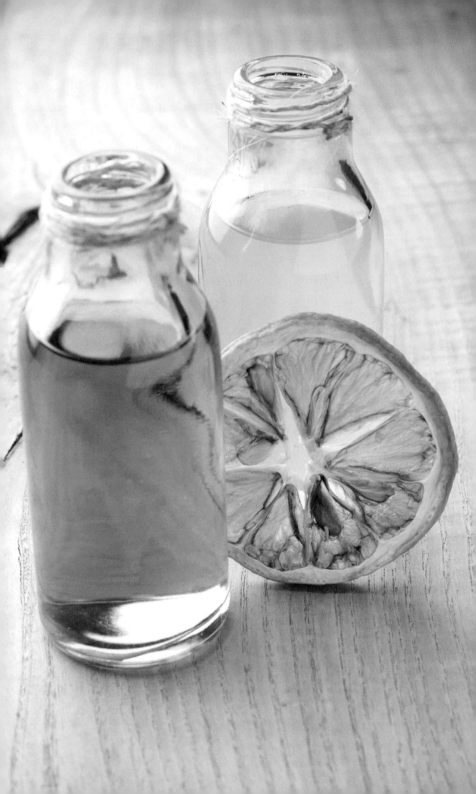

continuidad de nuestro planeta y de frenar o no numerosos cánceres y muchas otras enfermedades de los tiempos modernos (infertilidad, asma, alergias...).

Existen soluciones naturales y muy económicas; basta con ir a buscarlas a la naturaleza. Los productos caseros que hemos presentado son mucho más eficaces y no tienen efectos secundarios, pero es necesario dedicar un poco de tiempo a confeccionarlos.

¡Informémonos y redescubramos los tesoros de la naturaleza! Las plantas son más poderosas que cualquier principio activo resultante de las biotecnologías.

Para conocer más sobre las actividades de la autora:

www.lesateliersbio.com
www.monateliercosmetique.com

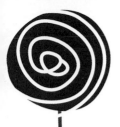

# ÍNDICE

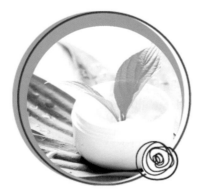

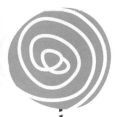

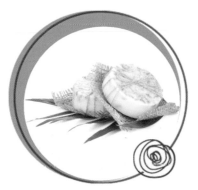

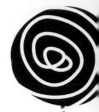

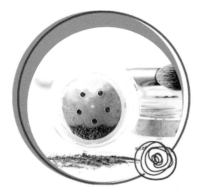